XIN　　ZHAN　　YI

心 战 疫

XUEXIAO YU JIATING XINLI FANGYI ZHIDAO

学校与家庭心理防疫指导

主编　王登峰　苏彦捷

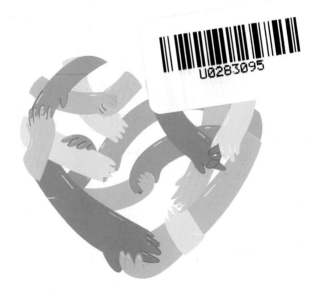

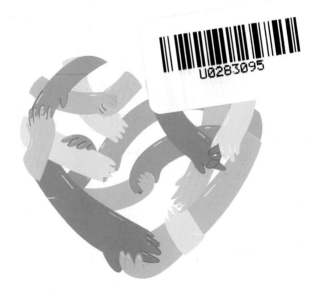

语文出版社

·北京·

图书在版编目（CIP）数据

心战疫：学校与家庭心理防疫指导 / 王登峰，苏彦捷主编. -- 北京：语文出版社，2020.5（2020.8重印）
ISBN 978-7-5187-1057-7

Ⅰ. ①心… Ⅱ. ①王… ②苏… Ⅲ. ①日冕形病毒－病毒病－肺炎－心理疏导 Ⅳ. ①R395.6

中国版本图书馆CIP数据核字（2020）第088312号

责任编辑	金春梅　李　新　窦文菲	
装帧设计	徐晓森	
出　　版	语文出版社	
地　　址	北京市东城区朝阳门内南小街51号　　100010	
电子信箱	ywcbsywp@163.com	
排　　版	河北新华第一印刷有限责任公司	
印刷装订	北京市科星印刷有限责任公司	
发　　行	语文出版社　新华书店经销	
规　　格	890mm×1240mm	
开　　本	A5	
印　　张	8.5	
字　　数	190千字	
版　　次	2020年5月第1版	
印　　次	2020年8月第2次印刷	
印　　数	2,001-10,000	
定　　价	35.80元	

☎ 010-65253954（咨询）010-65251033（购书）010-65250075（印装质量）

编写人员

王登峰　游旭群　胡　平　康廷虎　盖笑松　甘怡群　刘　文庸

林丹华　陈顺森　姚本先　白学军　聂衍刚　许　燕　席　庸

刘海骅　庞维国　宁维卫　冯正直　佐　斌　汪艳丽　田　媛

周宗奎　王福兴　李伟健　丛　中　杨海波　李　焰　王道阳

蔺桂瑞　李　桦　黄　峥　乔志宏　刘　丹　管　健　喻　丰

张　昕　张　翔　温芳芳　曾　光　朱婉儿　刘松怀　胡　邓

宗　敏　朱　旭　任志洪　苏彦捷　宋振韶　刘兴华　龙　鲸

陈祉妍　安　芹　任　真　王　非　杨安博　肖震宇　周　帆

张登浩　孙锦露

前　言

　　中国人讲的"人心"，近似西方人概念里的"心理"，包含人的精神、意志、情绪、情感和认识、行为。心理援助，是针对"人心"的工作，树立和激发正能量，抑制和消除负能量，帮助每一个人科学理性地应对眼前的问题甚至危机并取得相对满意、良好的效果。

　　心理援助（其反面就是心理压制）看上去与思想政治工作有很大的相似性，它们都要达到提振民众精神和意志的目标，但在路径和方式上却有显著的差别。思想政治工作是假定公众的"人心"在正常水平的基础上，进一步提高或拔高其精神境界和意志品质，以达到更高的既定目标，因此通常采用的是自上（即高水平的既定目标）而下的宣讲和激励，更偏重于思想认识水平的提高，而不是具体行为的改变。心理援助则是假定（实际上也确实是）民众的"人心"是在低于正常水平的基础上，需要按照其实际水平进行分析、讲解、说明，帮助调整精神境界和意志品质，以达到初步的正常水平，因此通常采用的是自下（每个人的具体情况）而上的援助和帮扶，更偏重于改变具体的行为，而不是精神境界的提高。

　　任何人在面对生活变动、情绪起伏乃至危机之时，都会出现不同程度的心理困扰，如果这些情况持续得不到解决，心理问题会更容易出现，也更容易变得严重，因此更需要专业人员的帮助。2020年初暴发的新冠肺炎疫情到今天已经持续了近两个月，并且在中国战"疫"即将取得决定性胜利的时候，境外疫情突然出现暴发的趋势。那些逆行向前的勇士，那些坚守岗位的公安安保人员，那些经受病痛折磨的病人和同样历经磨难的亲属，那些居家战"疫"足不出户的老人、孩子，那些在家工作同时又要照顾孩子上好网课的万千家长，那些心系学业、实习的莘莘学子和跟他们同样揪心的师长，他们一起构成了中国抗击新冠肺炎疫情的主体。他们每一个人都在付出，每一个人都在顽强苦斗，每一个人都需要得到关心、关爱甚至心理上的安慰和援助。

"疫情就是命令，防控就是责任"。疫情初发，在教育部应对新冠肺炎疫情工作领导小组的指导下，近千所高校第一时间召集心理学专家开通了心理援助热线，面向广大师生和社会提供心理援助服务。2020年2月20日，在战"疫"最吃劲的时候，教育部应对新冠肺炎疫情工作领导小组统一部署，面向全国高校召集心理学专业人员支援设在湖北武汉的华中师范大学心理援助热线平台，把它升级改造为"教育部—华中师范大学心理援助热线平台"，重点面向一线医护人员、一线公安安保人员、病患者及其亲属，开通24小时专线。短短3天的时间里，这个平台就汇聚了4000多名全国各地的心理学专家，默默地在热线的另一端，为公众排忧解难。

现在呈现给大家的这本小册子，是教育部面向全国推出的抗击新冠肺炎疫情心理援助工作的很小的一部分。2020年2月10日，教育部应对新冠肺炎疫情工作领导小组办公室依托教育部高等学校心理学类专业教学指导委员会和北京心理学会，联合全国各地的心理学专家一起，在教育部政务新媒体"微言教育"和"全国校园足球官方"公众号推出特别栏目"用'心'战'疫'"，详细解答社会各界人士和学校师生面临的心理问题，为人民群众送上"心理处方"。本书中的绝大多数文章都已经在以上两个公众号分期发布。我们把这些稿件集合成册，可方便更多的师生和他们的家人以及有需要的人们阅读使用。

本书的内容从"战略""战役"和"战术"三个层面编排。第一部分是总体的抗疫心理策略，第二部分是针对不同人群的心理援助策略，第三部分是针对具体问题的心理辅导。

习近平总书记把这场抗击新冠肺炎疫情的战争高度概括为人民战争、阻击战、总体战。人民战争的制胜法宝是民心，在以习近平同志为核心的党中央坚强领导下，中国人民万众一心，同舟共济，一定能够战胜一切困难，取得最后的胜利！在这里，要特别感谢全国的心理学工作者在抗击疫情的关键时刻奉献自己的知识和智慧，为打赢这场抗击疫情的人民战争、阻击战、总体战提供了专业的力量，为凝聚人心、传播正能量做出了卓越的贡献！

在策划推出"用'心'战'疫'"专栏之初，"智慧树"和"知室"的葛新女士及其团队就承担了每一篇稿子的编辑、排版、插图工作，让专家们的文章变成了图文并茂的科普读物。还要特别感谢北京大学的刘海骅博士，他不仅自己动手写作，还承担了大量的专家组织工作。当然，最该感谢的是在疫情期间被"禁足"的各位专家，他们闻风而动，兢兢业业，认真回答每一个"小问题"，专业精神和奉献精神令人敬佩。

王登峰 苏彦捷
2020年3月15日

目　录

战役篇

战略篇

应对新冠肺炎疫情的心理策略

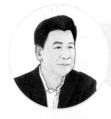

教育部应对新冠肺炎疫情工作领导小组办公室主任

北京大学心理学教授、博士生导师

王登峰

 新冠肺炎危机的性质：实实在在又飘忽不定

突如其来的新冠肺炎疫情像一场噩梦，让人措手不及。新冠肺炎的可怕不仅仅在于一旦与患者有密切接触就有可能染上该病，而且在于目前还无法确认新型冠状病毒的源头和具体传播方式，尚未得知如何消灭这种病毒。这是一种实实在在又无法确定的巨大威胁和潜在忧患，由此产生的不安全感和不确定性给人们带来了极度恐慌。

在人类历史上曾经出现过无数灾难，但像新冠肺炎这样威胁巨大，人类又对其几乎一无所知的情况，只有2003年在中国出现的"非典"，以及1986年苏联乌克兰境内的切尔诺贝利核电站爆炸这两次灾难与此相似。这两次灾难对人们的影响巨大，使人们感受到了巨大和实在的威胁，却对可能的后果以及如何自我保护不太清楚。

新冠肺炎的阴霾就像笼罩在人们头顶的放射性灰尘，时时刻刻都可能降临到自己的头上，而人们又不知该如何有效地解决问题，甚至所有的防护措施也都仅仅是减少威胁的手段，根本没有完全保险的措施。感染的威胁就足以让人恐慌了，而感染的可能性和不确定性更加剧了这种恐慌。

对危机的反应：恐慌与信息饥渴

面对巨大的威胁，人们的第一反应就是恐慌和尽快逃避。目前仍存在信息不通畅的问题，小道消息、谣言更是大行其道，于是出现了抢购、离开"疫区"等情况。人们全力搜寻有关的信息，并由此造成传闻、谣言的滋生和蔓延。人们在面对威胁的时候都希望多知道一些相关的信息，以对自己不明确的未来增加一些明确度或控制感。由于疫情在非常短的时间内蔓延开来，人们对待传言往往会采取"宁可信其有，不可信其无"的态度，从而导致了恐慌情绪的加速传播。这种恐慌的传播效用是叠加递增的。

搜寻信息本来是一种积极的应对策略，但过分地搜寻信息而不问信息的来源，只希望从众多的信息中理出个头绪，其实反而给自己带来了巨大的负担。

除四处搜寻信息以外，人们从来没有像今天这样相信专家的意见，尽最大的努力实践专家的意见和建议，如采取居所消毒、通风、戴口罩、洗手等卫生手段，不去人多的地方以减少感染，调整作息时间，加强体育锻炼以增强机体免疫力，等等。人们唯恐少做了任何一项而导致对自己的伤害。

应该说，这种对新冠肺炎疫情的早期反应是正常的，由此形成的"新冠肺炎型生活方式"尽管存在过分反应等不理智的成分，但的确是应对危机的有效方式。人们通过这样的方式去应对不确定的巨大危机，为自己不确定的命运带来了许多的安慰，实际上也是对自我的最好的保护——良好的卫生习惯、对可能的传染源的自我隔离以及提高自身的抵抗力等都是目前应对新冠肺炎疫情的最佳方式。

高度紧张之后的反应：保持与恢复

在突如其来的危险降临的时候，人们会迅速改变自己的生活方式以应对威胁，但这种改变实际上是一种被迫或强加的改变，与人们已经习以为常的生活方式存在着巨大差别。这种差别在给人们带来安全感的同时，也带来了很大的不方便。

即使短期内危机不能解除，人们也可能会逐渐降低对危机的情绪化反应，能够冷静对待由此带来的生活方式的变化，从而可以一方面从恐慌中解脱出来，一方面又保持必要的防范措施，于是逐渐稳定情绪，正常生活。

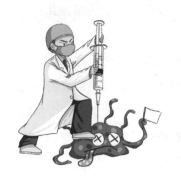

危机的持续存在也可能会带来两种极端的反应，要么会由于持续的紧张和不安造成身体的损害或心理的困扰，要么会自动恢复到原来的生活模式，而不管危机是否已经过去。

持续的紧张不安当然是不足

取的，而且事实上这样的人也比较少，如果出现这样的情况一般需要专业帮助，如求助心理医生等。而在新冠肺炎疫情依然存在的情况下，放松警惕、忽视防范的情况则更容易出现，即虽然危机并未解除，但人们的防御却自动解除了。人们从恐慌中走了出来，但却走向了更危险的情境：在新冠肺炎疫情依然存在的情况下，因为烦躁或冲动而降低了防范意识，这是更大的危险。

这两种极端情况的出现，从根本上来说，是由于应对新冠肺炎疫情所需要的生活方式与我们原来已经习惯的生活方式之间有着太大的差别，人们是由于惯性而不是理性才做出这样的调整的。正像对新冠肺炎疫情的过分恐慌是不理智的一样，过分松懈同样是不理智的，而且是更大的不理智。

四　应对新冠肺炎危机的策略：调整与战胜

当危机来临的时候，人们的应对策略主要有两种，即直接针对问题的策略和直接针对情绪反应的策略。

直接针对问题的策略是指通过自己的努力消除威胁，就目前的新冠肺炎疫情而言，即通过找到病毒并杀死病毒，使自己从威胁中解脱出来。遗憾的是，这目前还做不到，而且这应该是专业人士的工作，普通人对此实际上是无能为力的。

直接针对情绪反应的策略是指把精力放在通过各种方式减轻问题所带来的消极情绪上，目前而言就是采取调整心态、改变生活方式等看上去被动的应对方式。

通常情况下，直接针对问题的策略往往有比较好的效果，而直接针对情绪的策略由于不能从根本上解决危机而伴随有消极的后果。但是，切尔诺贝利核电站事件发生后，心理学家们通过研究发现了一个不寻常的现象：那些把注意力集中到稳定和调节自身情绪、拥有良好心态的居民，无论在心理上还是在生理上的健康状况都明显好于其他人；而在通常情况下往往会发挥积极作用的另一种应对方式——主动制定计划去直接解决问题，却产生了相反的效果。这说明，在应对新冠肺炎疫情这样一种巨大但不确定的威胁时，看似被动的应对方式却有着积极的效果。因为目前人们能够采取的有效措施——不接触病毒的可能来源以及提高自身免疫力，实际上都是被动的，当然，要落实这样的被动措施，是需要人们付出积极主动的努力的。

五　调整自己，积极适应

新冠肺炎的出现打乱了人们正常的生活秩序，给人们带来了很多心理上的困扰。新型冠状病毒是一种传播途径不明、危害巨大的病毒。随着时间的推移、新冠肺炎疫情的持续存在，人们应首先从恐慌中解脱出来，保持良好的心态并采取积极措施，改变生活方式和原有的一些不利于预防新冠肺炎的习惯。

针对目前的新冠肺炎疫情，具体来讲，以下几个方面的问题是值得注意的。

1. 掌握信息，心中有数

·当人们面临威胁的时候，如果知道该如何应对，那么恐惧感就会降低。当前掌握有关新冠肺炎的信息，包括流行的情况、避免感染的措施、感染后的表现、出现问题时的应对途径等是非常必要的。目前这方面的信息非常多，也很容易获得，专家们的建议也很具体，如出现发烧时应该怎么办、与什么地方联系、谁能提供帮助等。为了减轻新冠肺炎疫情带来的恐慌，最直接也是最有效的办法就是了解相关的知识，并明确

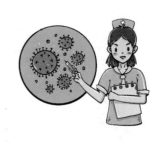

一旦出现问题应该如何处置。另外，掌握一些专业方面的知识也会有效减少情绪困扰，如简单的自助技术、各种消毒方法的适用范围等。应该注意，不要被各种各样的小道消息所困扰，关注主流媒体和相关部门的信息是最明智的。

2. 应时而变，自我调整

由于新冠肺炎疫情的存在，人们需要对自己的生活方式做出明显的调整，如室内通风、勤洗手、不去人员密集的地方、戴口罩。工作的时间、强度甚至工作方式等都需要做出改变。人际交往的方式和范围也受到了显著的影响，直接面对面的交流明显减少了。这些变化都是由于面临新冠肺炎威胁才出现的。这时最重要的是，我们应该把这些变化看作是必要的变化，并学会适应这些变化。这些变化尽管并非所愿，但却是应对新冠肺炎疫情的有效方式，因此应该慢慢去接受、去适应、去习惯，把这些变化看作是生活的一部分。

我们目前所面临的情况有点儿类似住院病人。在医院里我们的很多自由都受到限制，我们会感到很不自在，但医院里所有的限制都是为了让我们能够尽快康复，所有的限制都是针对我们的身体状况的（如刚做完外科手术的病人不能喝水，尽管很痛苦，

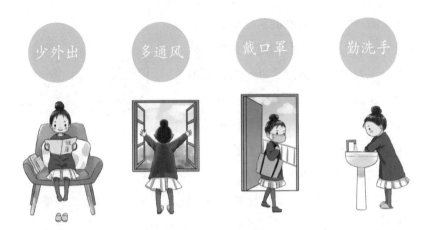

少外出　多通风　戴口罩　勤洗手

但是必须这么做）。研究表明，那些完全按照医院要求行事、对所有的约束安之若素的人康复得很快，而且，当他们真正康复的时候，他们已经改变了对医院规定的看法，也把这些规定看作是必须的和有益的；而那些总觉得医院的要求不合理、总想改变医院规定的人康复得就比较慢。

如果我们把目前由于新冠肺炎疫情带来的不便看作是（实际上就是）保护我们的健康的必要措施，并慢慢地试着去喜欢这种生活方式，那我们就会高兴起来了。

另外，新冠肺炎疫情的出现不可避免地要打乱人们原来的生活节奏，这时人们会把相当一部分精力用于应对现实的危机，因此对其他方面的关注必然会受到影响。很多人原本为了工作、事业或其他方面的原因不太关心自己的身体状况，但在当前情况下必须对此做出调整，改变对自己过高的期望和要求。现在最重要的是保重身体，工作、事业、个人成功方面的愿望和要求可以暂时缓一缓，等疫情过后，再轻装上阵，做出更大的贡献，取得更大的成就。

3. 推陈出新，化弊为利

在应对新冠肺炎疫情的过程中，我们要尽量保持体力和精力的旺盛，保证睡眠时间，改变长期以来形成的不利于健康的生活和工作方式，养成按时作息的好习惯。保持室内清洁、通风和形成良好的个人卫生习惯是预防新冠肺炎的关键，实际

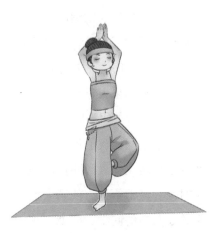

上也是生活中的重要内容。也就是说，我们必须改变自己原来已经习惯的不利于预防新冠肺炎的生活方式，并尝试建立新的、有利于预防新冠肺炎的生活方式。

例如，有些人晚睡晚起，很少锻炼身体，很少从事户外活动，还有个别人长期沉湎于网络甚至连续几天不下线，这些都不利于提高自身免疫力。对这些明显会降低自身抵抗力、更容易感染新冠肺炎的行为模式，应该尽量做出改变。同时，应采取积极措施，培养一些有利于应对新冠肺炎威胁的新的生活方式，如阅读、散步、慢跑，等等。

4. 亲情友情，和衷共济

由于新冠肺炎疫情而造成的人人自危且相互信任感下降的现象是正常的，人们应该从积极的方面来看待这个问题。首先，每个人应该意识到，新冠肺炎传染性很强，任何人都有可能感染，

而且一旦感染，又会对自己身边的人构成威胁。因此，从自爱的角度出发，应该密切关注自己的身体状况，一旦出现不适，要尽快就医，这对自己的健康是非常重要的；同时，尽快就诊，也会让自己周围的人放心，这是尊重和爱护别人的表现。当发现别人对自己有戒心时，不要觉得不舒服，应该理解他们的心情，并让他们放心。如果大家都能从自爱、爱人的角度出发看待问题，就会感到这个世界很温暖。

疫情期间，我们比任何时候都更需要亲人的关心和朋友的支持，也更挂念亲人和朋友。如果以前不太注意这些，那么现在正是时候。经常给远方的亲人报个平安，经常与朋友保持联系，经常关心身边的同学、同事。等新冠肺炎疫情结束之后，人们会对生活、对人生有更多的感悟、更深的理解。

5. 积极行动，乐观应对

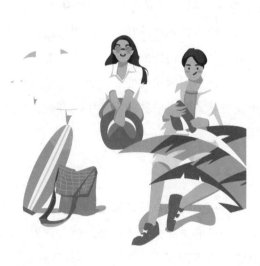

新冠肺炎疫情干扰了人们日常的生活，也干扰了人们内心的平和。应对新冠肺炎威胁最有效的方式，除"不接触"外，就是提高自身免疫力，而内心的平和则是提高自身免疫力的重要因素。

维持良好的心态，需要一定的条件，如具备生活必需品、具有安全感和归属感等。为确保人民生活必需品的供应，党和政府做出了周密的安排，个人在此基础上也应做出必要的安排。安全感是建立在采取有效预防措施和对政府的信心之上的，从个体角度来说，认真听取专家意见，积极预防，不涉险，而所在单位和中央政府的周密安排也会有力地促进个人安全感的建立。在全民共同抗击新冠肺炎疫情的过程中，把自己看作其中的一员是建立归属感的关键。另外，要保持与家庭成员的密切的情感联系以及与朋友的良好关系，这些都是个人战胜困难的重要支持。

　　在目前情况下，谁都不是绝对安全的，因为新冠肺炎的传播、潜伏期等问题并没有搞清楚。既然这样，那就让我们一起去面对吧！同时，按照专家的意见，尽量安排好自己的生活，注意个人卫生，积极应对由于新冠肺炎疫情给自己的生活带来的影响，心平气和地度过自己人生中的这个"特殊时期"。

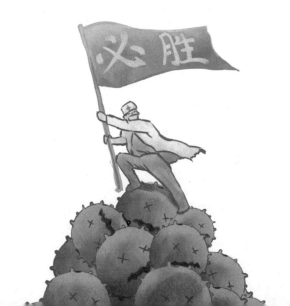

疫情期间高校师生可能出现的心理问题及心理干预对策

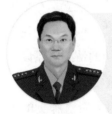

教授、博士生导师
陆军军医大学医学心理系主任
教育部高等学校心理学类专业教学指导委员会委员

冯正直

根据新冠肺炎疫情期间心理状态调研的5万多份问卷分析，结合开通的抗疫心理服务热线电话情况梳理，疫情期间高校师生反映较多的心理问题如下：

1.认知困惑：如注意力不集中、过度关注疫情相关报道、反复思考疫情内容、过度在意身体变化等。

2.负性情绪：如紧张、焦虑、恐惧、急躁、抑郁、迷茫、愤怒、孤独、悲伤、内疚、自责等。

3.行为异常：如反复消毒、反复洗手、反复测量体温、不敢开窗通风、不敢出门等强迫行为和冲动、急躁、懒散、过量抽烟饮酒等不良行为。

4.身体不适：如失眠、多梦、胸闷、心慌气短、茶饭不思、肠胃不适、肌肉紧张或无力等躯体反应。

5.人际冲突：居家隔离期间，容易因观念冲突产生家庭矛盾，且普遍处于负性情绪状态，容易产生人际冲突。

6.工作压力：一些医学院校师生和保障人员面临直接接触感染者、长期加班、工作头绪繁杂、无法兼顾家庭等巨大的身心压力，容易产生倦怠、委屈、愤怒、内疚、无力等心理问题。

针对上述问题，可采用一些简单的心理自助和疏导方法：

1.生活作息规律，建立适宜边界：疫情期间如果对日常生活难以集中注意力，对疫情相关的问题过度关注，会呈现出一定的注意狭窄状态。这种状态本身是人面对危险的求生反应，但如果长期持续，会造成身心能量的耗竭，并伴随持续的不良情绪。因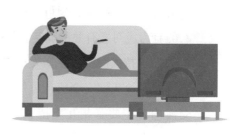此要保证饮食和睡眠，按时作息，规律生活，在日常生活和关注疫情之间建立适宜的边界，每天留出一小部分固定时间来关注疫情，不让疫情过度干扰我们的正常生活。

2.正视疫情信息，保持理性客观：疫情期间铺天盖地的信息，会使人随之产生许多的负性情绪。理性客观地认识疫情信息，可以帮助我们稳定情绪。要对接收到的疫情信息进行分类比较：谣言和不实报道往往具有来源不明、信息碎片化、夸大威胁性等特点，给人带来负性情绪体验；正规媒体的报道则来源清晰、措辞严谨、客观中立，给人以稳定感。

3.适度开展活动，合理宣泄情绪：在活动受限的情况下，可以安排一些让自己感觉平静、专注、愉悦的活动，如听音乐、看书、画画、工作等，让自己从负性情绪中脱离出来。当觉察到自己产生负性情绪时，寻找合理的情绪宣泄途径，告诉自己产生负性情绪是疫情期间的正常反应，允许自己表达脆弱。可以通过写下自己的情绪体验、找人倾诉、大声唱歌、哭泣等方式宣泄自己的负性情绪。

4. 学会身心放松，主动营造安全感：通过网络学习呼吸放松、渐进式肌肉放松、想象放松、正念瑜伽等方法，或者通过按摩、泡澡、运动等方式，主动调适身心。无法预期的疫情风险会造成安全感的缺失，但可以通过积极关注环境中的安全信息如国家的有力应对、有效的隔绝防控等来提升安全感。

5. 保持人际交往，激发内在资源：疫情期间，家人和朋友的支持能带给我们安全感，可每日与家人和朋友打电话、发微信，交流内容主要是相互支持、鼓励、传播积极信息，避免传播谣言、夸大威胁和传播负能量。面对困境时，可通过回顾自己以往面对困境时的经验，找到自己当时应对的方法和策略，以调动内在资源，提升应对能力，渡过当前的难关。

6. 相互接纳情绪，进行有效沟通：疫情期间，生活空间的重叠、观念的差异、负性情绪的宣泄，以及缺乏安全感引发的控制欲等，容易使家庭成员之间发生矛盾。了解矛盾产生的原因有助于我们更好地理解对方的情绪，对一些容易产生冲突的问题，可以通过家庭会议等进行协商处理。家人之间应该相互尊重，互谅互让，就事论事，不要恶意揣测。与家人交流时应态度平和，讲话突出要点，不进行情绪性沟通。

新冠肺炎疫情下的师生心理危机干预

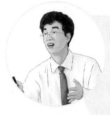

宁维卫

西南交通大学心理研究与咨询中心主任
四川省心理健康教育研究会会长
教育部普通高等学校学生心理健康教育专家指导委员会副秘书长
教育部高等学校心理学类专业教学指导委员会委员

目前，新冠肺炎疫情正处于防控关键时期，新冠肺炎疫情的迅速蔓延和疫情发展的不确定性，给学校师生带来的心理恐慌等负面情绪不可忽视。同时，目前多地实施的延迟开学、线上授课等措施，也可能会给师生的心理带来不小的影响，甚至引发各种心理危机问题，需要进行必要的干预和解决。

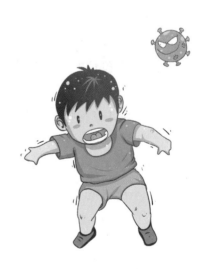

一　关于学校教师的心理危机干预

面对新冠肺炎疫情，教师群体面临着双重压力：一方面，作为市民、社会的成员，他们面临着疫情本身带来的心理压力；另一方面，教师这一角色赋予的职责担当，又让他们必须帮助学生分担学习和心理上的压力，而教师的心理危机往往反过来会影响到自己的学生。因此，应该关注教师群体的心理危机。

在实践中，学校的心理危机干预措施主要是针对在校学生的。对教师进行的心理学培训活动，侧重于教师"助人"而非"自助"，同时，在教师的心理危机识别上，也存在着盲区。

因此，对于教师的心理危机干预，有以下几点建议：

1.高校教师应充分利用学校现有的心理咨询体系。高校往往建设有完备的心理咨询体系，多数高校针对本校师生开通了在线心理咨询服务。学校应该关注教师的心理健康，及时发现需要心理危机干预的个体。西南交通大学在实践中，就将心理健康状况的上报与疫情的每日上报有机地结合在一起，起到了很好的效果。

2.中小学教师往往缺乏足够的心理健康教育资源。一方面，中小学教师要善于利用社会资源，通过拨打公开热线等方式进行求助；另一方面，中小学教师也要善于利用在"助人"的心理学培训中所掌握的知识，帮助自己和身边的亲人。

对于所有的教师而言，充分意识到自己职业的社会价值，全身心地投入到教学科研实践中去，用充沛的工作热情和革命的乐观主义来面对疫情，是避免心理耗竭、战胜心理危机的最佳途径。

关于在校学生的心理危机干预

因新冠肺炎疫情引发负面情绪、不良行为等问题的学生，在超出自我调适能力范围时，均可根据自身情况寻求不同途径的心理支持。

目前学生求助的主要途径是拨打全国各地的心理援助热线，学生也可以联系所在学校的心理咨询机构和教师，或者向所在的社区寻求专业心理咨询。疫情结束学生返校后，学校应主要依托学校心理咨询机构开展心理危机干预工作。建议学校心理咨询机构在学生返校后通过心理健康普查等形式对出现严重心理问题的学生进行筛查并主动干预。

对于学生的心理危机干预，有以下几点建议：

1.中小学生由于心理发展尚未成熟，家长应该及时关注孩子的情绪状态及各种生理、行为反应，鼓励孩子向家人倾诉。当发现孩子有异常情况时，家长应立即向外界求助。高年级学生也可视情况在家长的帮助下由本人直接联系求助。

2.本科阶段学生的心理相对成熟，同时各高校心理危机干预工作体系也较为完善，本科生应该主动联系辅导员和所在学校的心理咨询机构进行求助。

3.研究生阶段的学生，应该充分发挥导师作为研究生培养第一责任人的作用，主动向导师汇报心理状态或问题。导师应该主动询问、发现并尝试一起解决问题。遇到需要专业人士介入的复杂问题时，导师应指导研究生向学校心理咨询机构求助，并第一时间关注问题，解决问题。

三 对学校心理健康教育工作的建议

新冠肺炎疫情结束后，我们应该及时总结经验，重视培养国民在大的疫情和自然灾害面前的强大心理素质和心理韧性，既不能被灾难压倒、难倒，更不能在心理上被吓倒。

1. 进一步完善高校心理健康教育课程体系的建设，将大学生心理健康教育课程作为必修课加入培养体系中。同时加强对教师、学生心理健康教育骨干的培养，开展心理危机识别和干预的相关培训。

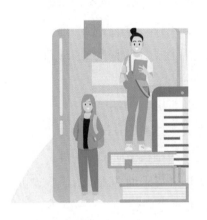

2.中小学应该逐步完善心理健康教师队伍，全面加入心理健康相关课程，普及心理健康知识，培养中小学生应对灾害的良好心理素质。

疫情下社会心态的变化及应对建议

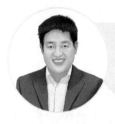

北京大学心理学博士
美国普渡大学心理学系访问学者

张登浩

一 疫情下社会心态的变化

最近，我们对人们在新冠肺炎疫情下的心态进行了调查。本次调查共涉及702人，其中男性193人，女性509人；平均年龄31.34岁；初中以下学历者15人，高中/中专/职高学历者29人，大专/高职学历者35人，本科学历者446人，硕士及以上学历者177人；被试来自全国29个省（直辖市、自治区），其中北京126人，广东88人，江苏81人，上海51人，山东和陕西各50人，河北30人，其余各省（直辖市、自治区）226人。

从结果来看，绝大多数被调查者（75.93%）对于新冠肺炎被治愈的可能性持乐观态度，并且70.37%的人认为此次新冠肺炎疫情会在两三个月以内结束。一般情况下，人们积极情绪的平均数为33.3，标准差为7.2；消极情绪的平均数为17.4，标准差为6.2。

根据我们的调查，当前人们消极情绪的平均数为24.24，标准差为6.55；积极情绪的平均数为30.42，标准差为6.46。因此，积极情绪略低于一般情况下的平均数，而消极情绪显著高于平均数。具体来看，心烦、紧张、苦恼、心神不安、恐惧、害怕、易怒等消极情绪偏高，坚强、坚定、感兴趣、专注等积极情绪较低。

所以，在当前疫情下，人们的社会心态即人们对自身及社会所持有的态度，总体表现为：对取得抗击新冠肺炎疫情的胜利依然充满信心，但消极情绪也偏高。

疫情下消极情绪的累积可能会导致一系列的负面影响：首先，消极情绪与人们的攻击行为有着密切的联系，长期处于消极情绪中，可能会导致人们之间矛盾和冲突的增加；其次，从群体层面来看，消极情绪的累积可能使群体与群体之间的对立加剧，激化社会矛盾；最后，如果疫情持续时间不断延长，必将增加人们抗疫的无力感，动摇人们战胜疫情的信心。

 ## 二　应对建议

1.积极调整认知：没有哪个春天不会到来，没有哪个冬天不会远去。我们已经欣喜地看到，连日来多个省份已经出现了确诊病例的零增长，我们要相信疫情终将过去。

2.积极面对，变危机为机遇：疫情已然是不可改变的事实，与其抱怨，不如接纳，唯有接纳才能真正地去面对。宅在家里的日子可以让我们静下心来理性地思考，理性地面对这次疫情，理性地在这次疫情中成长。

3.寻找生活中的快乐：疫情限制了我们的行动，给我们带来了恐慌，但与此同时也让我们有更多的时间陪伴在家人的身边，有更多的时间读书和学习，有更多的时间捡拾起自己遗忘许久的兴趣。一点点的快乐也许就会帮助我们驱散漫天的阴霾。

4.寻求专业人士的帮助：如果我们尝试了各种自助的方法都无法有效缓解自己的负面情绪，感到自己实在无力应对，甚至严重到影响饮食、睡眠时，就要及时寻求专业人士的帮助，例如关注与心理咨询相关的公众号及电视栏目、拨打心理援助热线电话、联系专业的心理治疗师或精神科医生。

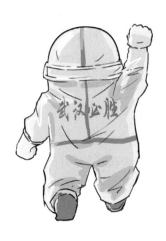

调动发展资源，强化心理免疫

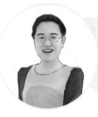

北京大学心理与认知科学学院教授、博士生导师
中国心理学会副理事长
教育部高等学校心理学类专业教学指导委员会秘书长

苏彦捷

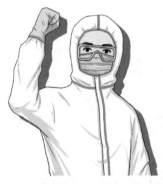

在新冠肺炎疫情期间，我们不能随便出门，日常的生活规律被打破，每天接收不断刷屏的疫情信息。随着形势的起伏变化，我们为病毒感染者的苦痛伤感，为逆行的白衣天使们的勇敢赞叹，为快递小哥、出租车司机的坚守感动，为老师们的努力主播加油，为孩子们的打卡学习助威。当然，我们也会出现情绪上的波动，对这世上的人和事的看法有些改变，或出现行动偏离常规等这样那样的问题。

我们的身心彼此相倚，互为依赖。为了抵抗病毒入侵，回应压力和应激，个体的生理免疫系统会做出一系列反应，而目前心理援助和辅导工作中常常教给个体使用的一些接纳、转移和积极解读等情绪调节、信念调整方法，以及涉及的一些心理能力，也会组合形成一个心理免疫系统。

这套心理免疫系统将通过类似的免疫机制对个体起到保护作用，减缓心理失衡反应。生理免疫系统抵御疾病的入侵，保障身体健康；心理免疫系统应对心理事件的扰动，护卫心理健康。生理免疫系统既要敏感到能识别病毒入侵，又不能过敏到妨碍健康细胞生长，摧毁生命；同样，心理免疫系统既要敏感到能够应对心理失衡，又不能过敏到扭曲现实，如同出现炎症风暴，导致心理崩溃。

心理免疫系统涉及若干类似免疫因子的核心要素以及不同因子间协同作用的机制。在对社会认知和执行功能等认知调控因素研究的基础上，我们认为个体的发展资源可能是一个潜在的候选系统。

发展资源是指个体成长过程中逐步具备的，能够有效促进健康发展的经验、社会关系、技能以及价值观等，是一组源于自身的认知和社会认知变量以及个体所处环境的心理支持因素。

在目前心理援助的即时效应基础上，个体的发展资源有助于其构建稳定和长期的心理免疫系统。这些资源一方面可为个体积极健康的发展提供动力和养分，另一方面也是其成长过程中抵抗风险的缓冲器。无论是自助还是助人，评估、判断和分析一下自己的发展资源都是很有必要的。

对青少年群体发展资源的研究表明，发展资源中的要素可以来源于环境，比如家庭、学习或工作单位、所生活的社区以及自身的文化背景，但更关键的还是源于自身。我们先和大家说说六个源于自身的心理免疫因子：观点采择和共情（认识自己，理解

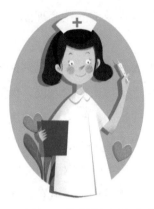

他人）、自尊（接纳自己）、自我效能感（相信自己）、乐观向上、心理一致感（目标明确并对环境有一定的掌控感）、自律自控。

1. 观点采择和共情：观点采择就是换位思考的能力，共情则是对于自己和他人情绪的理解，例如"我很努力地去理解他人""我可以很好地体会别人的感受"。这种能力帮助我们认识自己，理解他人。

2. 自尊：自尊是基于对自身价值的估计而产生的情感体验，是个体关于自我价值和自我接纳的总体感受。自尊能够使人自强不息，并注意维护人格的尊严，当然最重要的是接纳自己，例如"我希望我能为自己赢得更多尊重""我对自己持肯定态度"。

3. 自我效能感：自我效能感是个人对自己完成某方面工作能力的主观评估，评估的结果将直接影响到我们的行为动机。我们相信自己，就会为实现目标而坚持投入，例如"我能做成这件事情""以我的能力我可以实现很多""我知道我可以得到我想要的"。

4. 乐观向上：拥有乐观心态的人总能够看到事情积极向上的一面，进而积蓄希望和能量。乐观通常体现在对未来事件的积极预期上，例如"我坚信未来的人生会是美好的""我相信一切都会向好的方向发展"。这一倾向明显会激发我们的幸福感及应对的力量。

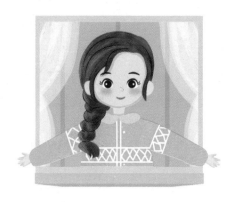

5. 心理一致感：心理一致感的含义是对生活意义的感知，体现为个体对周边环境、对未来目标的掌控感，例如"我理解发生在我周边的事情""我生活中的大部分事物是有意义的"。

6. 自律自控：心理学家通过著名的"棉花糖实验"，来探测幼儿抵制眼前的诱惑，以赢取更高奖励的延迟满足能力。这个经典实验中所关注的延迟满足能力便是自我控制的体现，例如"为了将要得到的美好事物，我可以耐心等待""我可以很好地将注意力集中在当前的任务上""我很愿意为日后的消费节省花销"。

以上这些自身的心理素质不仅可以成为常态发展的动力，帮助我们平衡身心，而且在危机情境中也可以被我们动员起来，协同应对压力与困境，构成心理免疫系统，通过适度调整，对抗不良情绪，保障心理功能的正常运转。

不论遇到何种境况，要坚信积极动员、激活自身的发展资源是使我们在动荡与压力中保持良好心态的重要一环，任何形式的外界心理援助都将通过激发个体的内在能量而发挥作用。

心中明了，消除恐慌

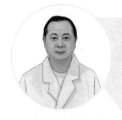

北京中医药大学临床特聘专家
陕西中医药专家协会理事、副秘书长
西安中医院雁塔医院专家

席　庸

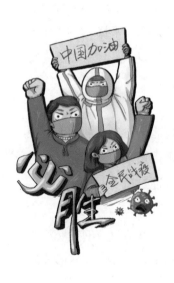

　　新年伊始，一场突发的新冠肺炎疫情，打乱了人们的生活轨迹、工作计划，让人们猝不及防。更因为人们对新冠肺炎的起源、防范、治疗不够了解，谣言四起，引发了极大的社会恐慌，形成了次生创伤。

　　面对疫情，我们不要恐慌，但是要有足够的警惕，心中应明了以下几点：

一　传染病的特点

　　1.传染病发病急，规模大，范围广，破坏巨大，对人类社会各个行业影响深远。传染病分两种：一种是细菌导致的，如黑死病；一种是病毒导致的，如"非典"。细菌引起的传染病使用抗生素就解决了，但病毒引起的传染病还没有好的解决方法，只有提前打疫苗预防。已感染病毒者在治疗上基本没有特效方法，只有靠自身的免疫力和一些医疗支持扛过去。此时自身的免疫力至关重要。

2.传染病不是毒药。毒药对人来说是没有差别的，够量就会死亡。而传染病不是，传染病是有易感人群的，再严重的传染病在传播过程中都有不感染者，且在感染者中有治愈人员，所以大家不必像害怕毒药一样害怕传染病。

3.传染病有时效性。传染病大多有在一个时段内高速传染、暴发、致死以及短时间内消失的特点。和2003年的"非典"一样，本次新冠肺炎的特点是：生于冬，发于春。希望新冠肺炎疫情也能够像"非典"疫情一样，来得快，去得也快，不要持续时间过长。

 疫情期间人们容易出现的心理问题

1.焦虑：容易焦虑紧张，心神不安，坐卧不宁，容易发脾气，不能控制自己的情绪。

2.抑郁：有悲观情绪，精神不振，容易哭，甚至体重减轻，丧失生活乐趣和生的欲望。

3.多疑：怀疑自己被传染，认为自己身上具备了传染病的各种反应，或认为到处都是病毒，自己随时会被传染或者已经被传染。

4.失眠：难以入睡，惊悸，睡眠质量差。

5.强迫症：反复洗手、消毒，不能控制自己的思维，不断想象被传染后的严重后果。

社会、科技的进步

传染病是伴随着人类发展而产生的。随着城市的诞生，人口开始密集居住，传染病随之而来。历史上中世纪的欧洲城市管理不完善，公共卫生不到位，引发黑死病，导致几千万人的死亡。我国历史上由于频繁战争引起的传染病也是不断，例如，张仲景写的《伤寒论》，就记录了东汉末年频繁战争导致的瘟疫。

随着社会的发展、科技的进步，城市管理、公共卫生水平的提高，加之没有战争，人类控制传染病的能力提高了，不会像以前那样出现大面积死亡现象，比如"非典"所导致的死亡率，还没有同期同范围车祸所导致的死亡率高。我们要相信现代科技的力量！

四 医疗的力量

疫情暴发以来，全国卫生系统驰援武汉，短时间内建造了雷神山、火神山医院及数个方舱医院来接收病人。在治疗上中医、西医各显其长，治愈率越来越高。治疗中发扬中医的特长，增强了中医在防治传染病中的作用，形成了中国特色的防疫特点。中西并重，中西结合，走出了一条新的途径，提高了临床疗效。我们要相信医疗的力量！

五 恐慌的来源

1.疫情是突然而来的，猝不及防地将人们的正常生活、工作计划打乱，社会进程猛然停止，人们没有从强大的惯性中走出来，在应急反应中惊慌失措，在初期这种反应是正常的。

2.到现在为止，人们对这次新型冠状病毒的源头、传染途径和治疗还尚未完全了解，这种不确定性导致了安全感缺乏，引发了紧张和恐慌。

3.传染病传染有三大要素：传染源、传播途径、易感人群。在防疫中隔离病人，断绝传染途径，保护易感人群是重要措施。在家隔离，佩戴口罩、护目镜，洗手等，这些与平时不同的生活方式使有些人不习惯、不愿接受、不理解，从而产生恐慌。

4.人们脑海里的记忆和所了解的历史上的传染病都是导致大量人口死亡的。对生命安全的担忧，对传染病的恐惧，不理解社会、科技进步后对传染病的管控能力有所提高，因担忧现状而产生了恐慌。

5.防疫和治疗都是特别专业的事情，整个防疫过程是非专业人士很少见到的。当看到这种高压、高强度情景时，非专业人士会产生紧张、恐慌心理。

6.媒体传播快且自媒体空前强大，每个人都有发声的机会，视频、文字等大量信息涌入，专业的、非专业的，官方的、非官方的，好心的、别有用心的信息扑面而来，难以分辨，造成了恐慌。

7.人的情绪是会传染
的。人云亦云、添油加醋、
背离真相，造成大量负面消
息的传播。情绪波动较大，
会引起生理问题，如厌食、
头晕、恶心、失眠等。这个
现象叫作替代性创伤，是出

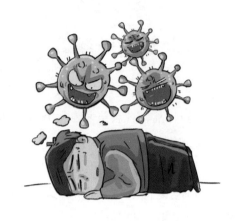

于对受创伤的人的同情和共情，使自己出现了严重的身心困扰。

8.大家都在居家隔离中，长时间宅在家里，会导致情绪上的
愤怒、悲伤，精神上的焦虑、紧张、烦躁。尤其是长时间关注疫
情，心情容易随着疫情的变化而波动，形成过激反应。

消除恐慌的方法

1.认清恐慌的危害：遇到紧急情况产生恐慌是人体的正常反
应，但不能从恐慌中迅速走出来就会产生应激反应综合征，出现
心慌、心悸、失眠、焦虑、烦躁等症状，引发次生疾病，带来的
危害远远大于疫情带来的危害。我们认清了危害，就要积极、理
智地从危害中走出来，避免次生疾病。

2.认真执行防疫要求：各种防疫要求都是以生命为代价总结
出来的经验，是最好的保护自己的方法，犹如开车系安全带一
样。防疫要求不仅是保护自己，也是保护他人，并快速控制疫情
的方法。每个人都严格执行防疫要求，让病毒无法传播，是最快
控制疫情并保护自己的方法。疫情被控制是我们走出恐慌最根本

的办法。

3.积极锻炼身体，保证充足的睡眠时间：积极锻炼身体，保证充足的睡眠时间是提高免疫力、对抗病毒、防止被感染的最佳办法。与其在恐慌中度日，不如积极运动。中等强度的运动，可以让免疫细胞处于活跃的状态，对防御、杀死细菌和病毒有更好的作用。对于不运动的人，身体微微出汗，或者有轻微的喘息，就算中等强度。运动首先要走出一个误区，即认为运动需要很大的场地或户外场地。其实在家里一样可以运动，比如：原地跳、拉伸运动、踢腿等活动，做到微微出汗即可。还有一个简单的方法，就是多搓身体，凡是手能够着的部位都去搓，搓热为止。另外，我们应该迅速调整好心态，放松心情，放下手机，睡个好觉。睡好觉是增强免疫力的重要方法，免疫力的增加能增强抗病毒的能力。我们要让自己的身体在最好的状态中度过疫情期，消除恐慌。

当我们宅在家里时，应该调整自己的心态，充分享受这次"大长假"，把心思迅速收回到家里，享受亲情，和家人一起多做一些美食、做做游戏、聊聊天。利用这个时间关注家庭的问题，和家人进行深入的交流，可以促进家庭的和睦。

在大的危机面前，父母大多都关心孩子，害怕孩子受到伤害，也会产生恐慌，因此父母要调整好自己的情绪。父母要给孩子做应对公共事件的表率，避免孩子产生不良反应，还可以利用这个机会教导孩子，让孩子有正确的疾病观念和应对公共事件的能力。

4.减少负面信息的获取：短时间内接收大量的负面消息，会使人情绪产生波动，适当地关闭一些获取疫情消息的通道，关注当下，转移注意力，会让这种焦虑有所减退。

明白了这些道理之后，我们要积极地改变心态，及时地走出恐慌状态，保持积极乐观的心态，采取严谨周密的应对措施，先平复心情，然后在正常的心理状态下处理事情，我们一定能战胜这场疫情！

戴好"心理口罩"，增强心理免疫力

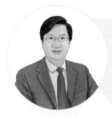

华中师范大学心理学院教授，社会心理研究
中心主任
中国心理学会社会心理学专业委员会主任

佐 斌

新冠肺炎疫情发生以来，防控不断升级，疫情引发民众个体的一些负性情绪如焦虑、恐惧、无助等，还在很大范围内导致了对特定人群的过度恐慌、社会群体的心理距离加大、亲人好友之间产生隔阂等不良社会心态。我们需要客观认识和疏导当前人们的不良情绪，引导形成战胜疫情所需要的理性平和、积极乐观的社会心态。

传播抗疫成果，消除过分恐惧

各种有关新冠肺炎疫情的信息铺天盖地，人们对于疫情和被传染的恐惧，成为一种普遍性的社会负性情绪。恐惧是人们对某些事物或特殊情境产生的强烈的害怕情绪。恐惧心理出现时，明明知道没必要那样恐惧，就是不能自我控制，严重时还伴有烦躁不安、焦虑、呼吸急促、头晕、恶心、呕吐甚至休克等生理症状。如果恐惧的事物或情境消失，情绪就会恢复正常。

当人们感知到无法控制和无法预计的危险时，就会产生这种害怕的情绪反应。完全消除恐惧，就必须消除恐惧源。在这次疫情中，人们担心的是自己和亲人会不会感染新型冠状病毒，担心感染病毒之后出现极端的危及生命的情形。

因此，新闻媒体要加大对疫情可防可控、感染后可治能愈的信息的发布；权威机构或媒体要及时发布疫情防控的好消息和成果；严厉打击各种谣言。

对个体而言，要冷静下来细心梳理自己当前的环境和接触情况，逐步排除被感染的可能性，严格按照防控措施来防控，这样自己心里也会更加踏实，降低疫情恐惧感。在感到恐惧的时候，可以找人说话交流；在隔离期间，可与亲朋好友等进行沟通交流，保持一定的电话或视频沟通。

隔人不隔心，同是一家人

武汉封城后，人与人之间的空间距离增加，但是不能由此形成心理隔阂。隔人不隔心，同是一家人。我们注意到，武汉人

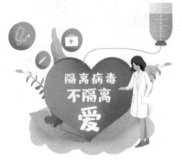

（或湖北人）和非武汉人因为封城而成了两类人群。这两类群体虽然都按照国家的规定进行疫情防控，但是一部分外地人和武汉人之间短时间内产生了一种"病毒性心理隔阂"。

这种排斥武汉人的"病毒性心理隔阂"是非常有害的，对抗击疫情无益，对我们的社会、对我们的人民（包括武汉人与非武汉人）都带来伤害。这种心理隔阂会加剧两类人交往时的害怕、恐惧与不信任感，在抗击疫情和社会治理中缺乏合作、相互拆台，产生内耗；如果持续形成固定的偏见歧视，对于社会和谐、对于中华民族的伟大复兴都是有害的。

大家要清醒地认识到，在这种重大传染性疾病面前，没有人是局外人，大家是守护生命的共同体，是一家人。

 重视隔离期的心理担忧与缓解

目前，为了有效防控疫情，一律实行14天隔离观察和小区封闭管理。隔离和封闭，都会给当事人带来一些心理问题。

如何在隔离观察期保持良好的心理状态？

1.对隔离观察期不抱怨不反感，从内心认同隔离的正确性与必要性，接纳自己现在的情形；

2.严格按照要求做好隔离观察期的事情，如测体温、勤洗手、开窗通风、适度锻炼等；

3.通过每天做一些有意义有价值的事情或完成一个任务来将注意力转移到其他事情上，胡思乱想的时间就会减少；

4.与家人和好友保持电话或视频交流，获得更多信息，分享隔离观察期中自己的身心状况和完成的任务情况。

漂泊在外无法回家的人群如何保持良好的心理状态？

1.保持与家人的联系，及时了解家人的状况，也把自己的情况告知家人，让家人知晓；

2.从认知方面，对不能回家的原因进行外部归因——是因为疫情防控，是为了更多人的生命安全；

对这些人群要做好心理安抚，在情绪上，要体谅与理解这些人的无奈、埋怨等心理，多倾听，让他们诉说；在生活方面给予帮助，要提供好生活物资、网络、电视或电脑等，物质生活的关心是基础性的温暖。

（四）春节家人团聚，理性就是亲情

在重大疫情面前，按照要求严格做好防控就是爱家人，就是最大的亲情。春节团聚的目的，就是报平安、享平安、祝平安。今年春节遇到严重的疫情，这时候亲情的最好表达就是维护好家人和自己的健康，自己带头并要求家人、亲友严格做好防护。

不能够聚会、不能够见面、不能够出门，即使家人团聚在一起也要保持距离，戴口罩，因为人们的认知和行为方式的不一致，这些防控措施可能导致家人之间的矛盾冲突。在这种情况下，大家要相互理解，让理性占据上风，让防控疫情的外部要求成为共识，家人亲友之间不计较、不抱怨、不猜疑，尽量避免负性情绪的互动叠加与强化影响。如果有人是疑似感染者或确诊病人，其余亲友务必要按照要求做好防控，对疑似感染者或确诊病人给予心理支持。另外，大家要有共同的期盼，就是疫情期结束后，我们可以在完全安全放心的时刻，尽情享受家人团聚的幸福。

五　健康的心态可以增强个人免疫力和群体战斗力

研究表明，心理因素对人体的免疫功能起着非常重要的调节作用。如果人长期处于焦虑、猜疑、急躁、愤怒、抑郁、后悔等心理状态，机体的免疫功能会减弱。短期的心理压力会抑制免疫力；强大的心理压力和长期的心理负担，则可能会对免疫功能造成伤害。积极乐观的心理状态，如感激、满足、愉悦、幸福等，能够促使体内的内啡肽与生长激素等上升，从而能够增强人的免疫力，提高对疾病的抵抗力。

目前，严峻的疫情无疑会让广大人群产生一些焦虑、害怕、自责等负性情绪，隔离等措施也会让人际交流方式受到影响。预防和抗击新型肺炎，特别需要大家尽快调节自己的心理状态，把负性情绪降下来，让平和、理性、乐观、感激等积极情绪升上来，促进自身免疫力的增强。因此，健康心态是预防新冠肺炎的"心理口罩"，在戴口罩、勤洗手的时候，也要戴好"心理口罩"。

从社会心理层面来看，应对重大公共卫生事件，积极的社会心态有助于齐心协力战胜疫情。人们的信心对于战胜疫情发挥着非常大的作用。在经济发展中，"信心比黄金更重要"；在防控重大疫情中，信心和药物同样重要！人与人之间相互关心、鼓励、肯定、帮助的心理氛围，整个社会传递出的温暖友爱和信任，众志成城、同心同德的心理气势，无疑是战胜疫情的重要力量。

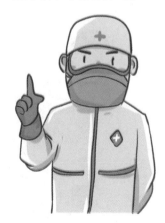

疫情时期，人"宅"心不"宅"

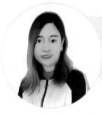

华中师范大学心理学院副教授
中国心理学会社会心理学专业委员会委员

温芳芳

问题：疫情期间长期宅在家，我非常着急焦虑，天天唉声叹气，这是什么原因？怎么缓解？

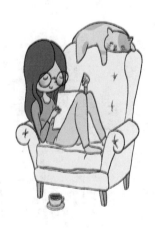

"不出门就是对社会最大的贡献"，这是疫情暴发以来的网络流行语。但是，自武汉封城起，大多数民众几乎一个月没出门了，这种长期"宅"引起的着急焦虑乃至唉声叹气的状态，是一种正常的心理与行为反应。究其原因，这种反应和人的需求直接相关。人有生理、安全、爱和归属感等需要，久"宅"使得我们的许多需求不能得到充分满足。

一 唉声叹气，因为我们的一些需要没有被满足

1.足不出户，向往美好自然

衣食住行等是人最基本的生存需要，虽然当前各个社区能提供基本的生活物资保障，但足不出户限制了人们的出行自由，加上正是春暖花开的时节，人们渴求大自然的新鲜空气，希望到户外散步旅行，向往去真实感知、触摸大自然的美好。

2.感到威胁，寻求内心安全

安全需要包括健康保障、人身安全、财产安全等。一方面，当前还处于疫情期间，人们每天看着病例和死亡数字，即使在家也会担心空气传播病毒的可能性，缺乏生命安全感；另一方面，特殊时期，有的单位不能正常复工，民众会存在经济和工作等方面的焦虑与压力。

3.居家隔离，渴望爱与归属

人们对亲情、爱情和友情以及归属感的渴望，只能够在与他人的交往中得到满足。长期"宅"着，缺少人与人面对面寒暄、握手和拥抱的真实与温暖。对于家里没有电视和网络的人，以及不会使用电脑、手机的老人和小孩等人群来说，这份回归到现实人群中的渴望格外强烈。

4. 角色受限，需要社会尊重

作为社会人，人们在各种社会身份角色的履行中获得社会认可和他人尊重。疫情的蔓延让人们的很多身份角色受限，不能正常工作学习，即使有在线办公和网络学习，也会受到时空的局限，会产生有心无力感。

可见，长期宅在家里，因为社会归属感不能充分满足，我们会产生着急焦虑感。但幸运的是，宅在家里也为我们创造了一种与自己独处的绝佳环境，为自我成长需求的满足提供了良好机会。

② 如此用"心"，让你"宅"中成长

1. 乐观坚韧，心怀希望

我们在对疫情期民众的心理状况调研中发现，对于600名之前在湖北待过的民众而言，对未来乐观的预期能有效地调节疑病心理所带来的焦虑抑郁等负面情绪。无论身处何方，我们要保持内心的乐观与坚韧和对未来充满希望的信念，这份强大的心理力量也是自我最大的免疫力。

2. 懂得感恩，珍惜既有

当我们在电视新闻中看到一个个与时间赛跑、与亲人离别、与病毒决战的"白衣战士"们，当我们想到医护人员脸上口罩留下的勒痕、义无反顾的逆行和人民群众倾其所有的捐赠，我们的眼中饱含泪水，心中感恩全国人民的守望相助！这也让我们更深

刻地感受到，能平安宅在家里，是一件多么幸运的事。疫情期间，我们应珍惜现在拥有的一切和人生的每一个此时此刻。

3. 专注做事，力所能及

"宅"为我们提供了宁静致远的好时机。一方面，努力去为抗击疫情做点儿什么吧，如参与社区志愿服务，帮助邻居和社区有需要的人，当你尽己所能地投入其中时，自然会收获发自内心的喜悦；另一方面，将手头的学习工作任务进行梳理和规划，当你专心致志、聚精会神地去做好这些事情时，就会感觉时间飞逝了。

4. 展示爱好，静心阅读

和平时的忙碌相比，"宅"给人们带来了"偷得浮生半日闲"的乐趣。可以花式烹饪、可以秀优美舞姿、可以一展歌喉、可以练瑜伽、可以打太极，满足自己的爱好，让生活有趣多彩。当然，也可以安静下来读读书，在阅读中寻找内心的平和宁静，内观自我的生命意义和价值，静心、定心与安心，遇见那个真实、有温度、有情义的自己。

如何重建人际信任

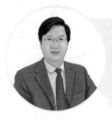

华中师范大学心理学院教授，社会心理研究中心主任
中国心理学会社会心理学专业委员会主任

佐 斌

问题：疫情发生以来，我感觉世界很糟糕，我想做个好人，但所有事情表明了，善心会被人所利用。我现在不再相信这个世界，怎么办？

一 避免不合理信念，重建合理信念

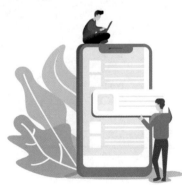

疫情发生以来，一些犯罪分子紧盯社会热点，利用疫情进行诈骗诈捐，这类事件严重伤害了广大人民群众的爱心。疫情中你可能经历或看到一些消极事件，或者你的善心

被人利用，这使你的价值观和信念受到一定的影响，但如果你发现自己想到"很糟糕""所有……""人们都……"或"全世界都……"，你很可能有以偏概全的不合理信念。不合理信念是很多歪曲认知的根源，一旦某种信念在头脑中建立，我们就会据此对未来做出预测。所以，避免不合理信念是消除或调节不良情绪的关键。

我们要注意甄别不合理信念，建立合理信念，比如"这个世界是美好的""绝大多数人都是好人，不可信的人只是个别的"。当前全国上下正齐心协力、众志成城、共同抗疫，我们一定能取得抗击疫情的胜利。疫情防控重点医疗物资和生活物资正有序补充，应对疫情更加从容、更加充分、更加有序。在疫情中进行诈骗的犯罪分子终将得到法律的制裁。我们看到事情积极乐观的一面，会有助于摆脱不良的情绪。同时，我们不能因为他人的不好，就放弃自己的立场和信念，要遵从自我、相信自我，我们每个人都做好人好事，世界将会更加美好。

 关注积极信息，培养人际信任

人际信任受多种因素的影响，比如社会交往、过去的经验等。目前互联网上大量的负面信息容易使我们陷入人际信任的危机当中，容易使我们沉浸在消极悲观的情绪之中，尤其是目睹了一些诈骗或死亡案例之后，感觉整个世界都是糟糕的。人与人之间的相互信任被破坏，不信任加剧，进而产生人际信任危机。因此，修复和重建人际信任是非常必要的。

心理学的归因理论认为，人们会对发生于周围环境中的各种社会行为背后的原因做出推论和解释。因此，我们可以通过选择能够抵消或对冲负面推断的积极信息来修复信任，也可以通过对负面事件的积极归因来重建信任。

那么，面对纷繁复杂的外界信息，我们应该如何做呢？我们要对疫情信息注意甄别，屏蔽虚假和负面的信息，如武汉病毒所毕业生黄燕玲是所谓的最早感染新冠病毒的"零号病人"，就是一则虚假信息；我们要对疫情信息保持关注，但应多关注官方和积极的信息，如非湖北地区新增确诊病例连续下降多日，韩红基金会向疫区捐赠呼吸机、监护仪和救护车等各类医疗物资；我们要对一些负面信息保持一定的警惕性，避免负面影响，重建人际信任，如武汉"文化宫口罩"经调查与文化宫无关，因此可以将此类信息归因为具有明显的"预设立场"。

复学后中小学心理辅导

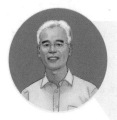

浙江师范大学教授、博士生导师
教育部高等学校心理学类专业教学指导委员会委员
教育部中小学心理健康教育专家委员会委员
中国心理学会学校心理专业委员会主任

李伟健

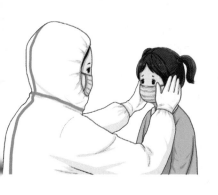

庚子新年，新冠肺炎疫情来势汹汹，席卷全国，全国的中小学都延迟开学。在党和国家的坚强领导和科学部署下，全国上下众志成城抗击疫情，已取得了阶段性胜利。当前，随着疫情得到有效控制，全国许多省份正在有序复工，中小学也将迎来开学。

　　在这个特殊的假期，每一位学生不仅要面对严峻疫情所带来的心理冲击，还要应对在线学习的挑战。复学以后，加强中小学生心理健康教育，实现学生的心理"复位"，是摆在所有学校和每一位心理健康教师面前的一件大事。

　　那么，开学后中小学生心理辅导的重点应放在哪里呢？我们认为，复学后宜尽快建立三级预防机制，实施全员辅导。具体来说，宜在心理健康教育、心理辅导和危机干预三个方面协同开展，系统推进。

紧抓契机，开展人生意义辅导

人生意义，不是一个空洞的话题，而是健康人格形成的核心，更是心理健康教育的重要组成部分。引发学生对人生意义的感悟与思考，平时的思想政治教育不易达到预期的目标。这次波澜壮阔的全民战"疫"，却是青少年学生人生意义辅导的大课堂。

为什么这么说呢？因为人生意义辅导的关键是情感体验。正如人们常说，不经历生死，难以真正理解和感悟生命的可贵和价值。真情实感是人生意义辅导的基石。当代中小学生未曾经历过2003年的"非典"疫情，也不可能参与抗击非洲埃博拉病毒，对疫情缺乏真实体验。而在这次抗疫的人民战争中，所有的中小学生都亲身参与其中，守卫着自己的阵地。

2020年1月20日，钟南山院士掷地有声地宣布：肯定人传人！从此拉响了全民战"疫"的警报。习近平总书记明确指示："把人民群众生命安全和身体健康放在第一位。" 2020年1月23日，政府迅速做出武汉封城这样的历史性决断。无数医护人员、民警、防控人员和志愿者，冒着生命危险，奋战在抗击新冠肺炎一线，成为最美的"逆行者"，生动体现着伟大的民族精神和社会主义核心价值观。

这一切都深深牵挂着、也感动着包括所有学生在内的全国人民的心！经历过这样的全民战"疫"之后，学生对生与死的体验深刻，此时正是引导学生思考、探寻人生意义的窗口期。一旦贻误，将错失良机。

当然，需要注意的是，在人生意义辅导中，宜融入思想政治元素，与加强爱国主义教育、培养社会责任感紧密结合起来。不仅要引导中小学生探索生命的本质，理解生命的价值，珍爱生命，还要引导他们将生命中的爱和潜能充分展现出来，为实现伟大的中国梦焕发出自己独特的美丽和光彩。

营造积极心态，提升防疫抗疫的正能量

新冠肺炎疫情迅速蔓延和疫情发展的不确定性，给广大中小学生带来了恐慌情绪。当前，中小学生的积极心态对自身健康和疫情防控都具有十分重要的意义。

一方面，积极平和的心态可以提高自身的免疫力，增强对新型冠状病毒的抵抗力。研究表明，情绪状态可以直接影响人体的免疫系统。情绪低落、忧郁，会导致免疫功能的下降。相反，积极乐观的心理状态，会提升免疫系统的功能。另一方面，积极心态可以让我们提高警惕，做到自觉防护，阻断病毒的传播，携手打赢疫情防控阻击战。

所以，一旦开学，就要在全校营造健康向上的校园文化氛围，并以班级为单位开展重大疫情危机下心理调节活动主题班会，培养学生的积极心态，提升学生的心理健康素养，增强防疫抗疫的正能量。

分门分类，实施精准的个别与团体辅导

上述两点是针对全校开展的、面上的辅导。然而，每一个学生都有不同的需求。经受了这次严峻的疫情，学生面临巨大的压力和挑战，有的学生可能会产生各种各样的心理问题，如紧张、焦虑、恐惧、忧郁、丧失兴趣、敌对、自卑和失眠等。因此，迫切需要精准分析，实施个性化的心理辅导。中医讲究"诊脉观色，一人一方"，心理辅导也一样，需要针对不同类型的学生，开展有针对性的精准辅导，包括个别辅导和团体辅导。只有摸准学生存在的问题，才能开展有针对性的心理辅导，真正做到排忧解难。

排摸重点，开展危机干预

2020年2月17日，武汉市启动为期三天的集中拉网式大排查，"不落一户、不漏一人"，彻底排查"四类人员"，做到应收尽收，分类防治，对危重病人实行集中救治。

心理辅导也一样。开学后宜通过班会活动、课堂观察、谈话、问卷等各种渠道全面了解学生的身心状况。有亲人病故、个人或亲朋好友感染新冠病毒、曾密切接触确诊或疑似患者的学生，如果有过度的恐惧和焦虑反应，或出现神经症、短暂精神病性障碍和创伤后应激障碍等症状，需要及时对其开展危机干预。只有早发现，早干预，才能帮助学生迅速摆脱困扰，克服障碍，恢复心理健康。

在灾难体验中进行灾难教育

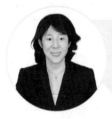

中国社会心理学会前任会长
北京师范大学心理学部二级教授

许 燕

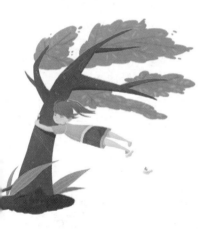

人类社会的高速发展，并不会阻断灾难的出现，人们一生中要不可避免地经历不同性质的灾难。在VUCA（易变性、不确定性、复杂性、模糊性）时代，灾难更增添了不可预测性与失控性，对人类产生了更巨大的冲击力。灾难教育是孩子们需要得到的教育，它可以提高孩子们对当下和未来灾难的应对能力，减少灾难对个体身心的伤害力。

很多孩子没有亲身经历过或体验过灾难，或者因年龄小而无法感受灾难。新冠肺炎疫情的到来，让孩子们亲身体验到了疫情对我们生活的改变、对生命的剥夺、与亲人的分离。大人、小孩都没有准备，没有准备的灾难让我们更恐惧，更不堪一击。有些家长还来不及告诉孩子该怎么办，就已经与孩子分离了，幼小的孩子要在家独自生活，独自面对夜晚黑暗的恐惧，慢慢习惯哭泣时没有父母的安慰与拥抱；有的中学生一夜长大，担负起整个家庭重担，照顾病重的长辈；有些被病毒击中的孩子恐惧地面对病痛与治疗，在隔离状态中独自咀嚼对死亡的恐惧……

所有这一切，都是活生生的现实存在。2003年的"非典"疫情曾经让那一代经历者长大，2008年的汶川地震又让一代经历者坚强，2020年的新冠肺炎疫情也会让这一代孩子们成熟。灾难不可怕，可怕的是无法应对。

我们不能只看到灾难的消极后果，灾难的积极效应更值得我们去了解。灾难教育就是让学生们学会科学应对灾难，积极面对灾难，提高对灾难的免疫力，培养转危为安的能力。

疫情时期正是灾难教育的时刻，我们该让孩子们怎样通过身边的灾难去体验、去学习？对学生的即时教育是最佳教育时机，灾难就是活生生的人生教育素材。作为教师或家长，我们应该如何指导学生或孩子在灾难中学习与思考呢？其中一个原则是：体验就是学习，但体验中要有引导。

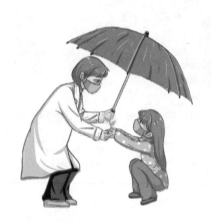

1. 知晓灾难的不确定性，学习对各种信息的辨别能力

网络时代让成年人无法隔绝各种疫情信息对孩子们的冲击与影响。灾难起，谣言起，这是灾难中的常见现象，因为人们对一个当前无法认知的事件不知所措，甚至一些进行中的探索研究结果也不一定成真。在灾难状态下，人们急于要尽快找到解决问题的有效方法，期望往往给了谣言四起的机会。所以，出现了"双黄连现象"。各种不确定信息充斥于网络，瞬间传播，对人们的行为产生误导，甚至有人借用去世医生李文亮妻子的名义发出求助信息，导致民众的募捐行为，后来李文亮的妻子及时澄清并婉拒捐款。

那么，如何鉴别信息的真伪呢？我们可以"让子弹飞一会儿"，最终会水落石出；我们应更多关注正规渠道的信息，特别是关注权威专家或科学家发布的信息，如钟南山发布的权威性信息；我们可以通过学习了解相关知识来提高独立思考的能力，辨别真伪，不被谣言所左右，不传播不确定的信息。

2. 感受灾难中的人生百态，建立应对灾难的规范行为准则

灾难中无论长幼都会出现恐惧、焦虑、慌乱、无助等心理现象，这常常是我们平时没有体验过的情感强度。灾难中人们出现负性情绪是一种正常的反应，不必惊慌失措。人类的负性情绪都具有进化意义，具有保护人类生存的价值。例如，如果我们开始对疫情有所恐惧，就可能会减少大面积传染。

人生是丰富多彩的，有光明，有黑暗。人生有百态，我们要让孩子去体验多种的人生场景，风暴来了去迎接，灾难来了去面

对。最关键的是在感受不同的人生场景时，在实战中学会生存技能，学会应对方式。

在疫情泛滥时，孩子们养成了良好的卫生习惯，学会了正确的防护方法，建立了规范的行为准则，知道不能做什么（例如盲从抢购），应该做什么（例如募捐助人）。经历灾难会提高人的心理免疫力，之后在遇到同类情景时，不再惧怕，不再慌乱，而是沉着应对。

3. 观察前方与后方阵营，向榜样学习

无论身处前方还是后方，都是不同分工的战士。在后方阵营中的学生们，暂时不是进入前方的群体，而是未来的战士，这时候学生最恰当的行为是不添乱，听从指令，做力所能及的事情，安心学习各种知识，特别是学习与疫情相关的知识。

灾难是英雄辈出的时刻，这时的榜样学习对学生至关重要。前方阵营中，有医护人员的生死请战、群众的倾囊捐款、警务人员的日夜守护、农民工义务参建火神山医院，等等。每一位英雄其实都是来自我们身边的普通人。引导孩子们去发现身边人的善行义举，关注积极的社会元素。这些孩子们将是未来战场的前线战士，他们知道该怎样做。例如经历过"非典"疫情的80后、90后们，很多成为这次战"疫"的主力军，他们可歌可泣的言行再次影响了当下的孩子们。

4. 体验灾难抗击全程，建立战胜灾难的胜利信念

这场战"疫"终会有结束之时，孩子们会看到抗击疫情的全过程，从初期的恐慌，到有序应对，再到恢复常态。经历一场灾

难，看到了胜利的结果，会使得孩子们建立起不怕困难、战胜灾难的信念。

抗战新冠肺炎疫情的过程中，总结的经验教训也会成为我们未来应对困难的策略，人类就是在与一次次灾难斗争中生存发展的。风风雨雨才会提升孩子们的抗逆力，使他们成为未来中国的脊梁。

灾难会给予我们智慧与力量，灾难教育会提升孩子们未来的生存能力。

战役篇

如何度过漫长的隔离生活

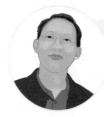

华中师范大学心理学院副教授
中国心理学会临床与咨询心理学专业委员会秘书长

朱 旭

由于新冠肺炎疫情，好多同学已经很久没有出过家门了，而在武汉等疫情严重地区，这种居家隔离的日子还将继续持续。大家的感觉也从一开始的害怕担心逐渐变成了压抑无聊，而随着如期开学，学习任务的增加，同学们也会有无法静心学习、学习状态不佳等学业压力。

居家隔离之所以难受，是因为我们活动受限，生活单调，能接受到的外界刺激也大大减少。心理学中的感觉剥夺实验可以帮助我们理解这种现象。在这类实验中，参与者被限制活动，同时用佩戴眼镜、耳机或手套等方式减少视觉、听觉或触觉的刺激，结果发现感到无聊和烦躁不安是最起码的反应，时间再长一点，参与者的注意力就会出现涣散，影响思考，甚至出现幻觉，各项生理指标也出现异常。

心理学的感觉剥夺实验表明，人的身心健康离不开外界环境的丰富刺激。同时，我们也可以利用心理学的研究成果，在居家隔离期间找到一些调节方式，保持良好的身心状态和学习状态。

1. 扩展认知

我们除了需要环境刺激，其实还有非常强的认知需要。隔离使得环境刺激减少，但由于有网络，我们可以获得的认知刺激和信息量并没有受太大影响。因此，从这个角度来说，学习新的知识，扩展新的认知，可以满足我们的认知需求，也可以丰富我们的内心世界，从而降低无聊烦闷之感。

2. 练习技能

如果你觉得无法静下心来进行认知学习，那么相对而言，技能的练习更容易吸引你的注意力，因为这类活动有身体反馈的加入，能获得明显的即时反馈，比如，通过手工劳动制作小物件，学习做菜或是各类食物，还有各种运动。当任务的难度和你的水平大致相当的时候，你就容易获得所谓的心流体验，获得一种全神贯注的沉浸感。

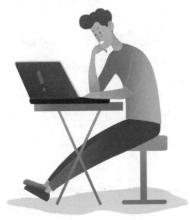

3. 保持联结

社会性的互动和人际刺激对我们的心理健康至关重要。所以，在隔离期间我们可以通过远程的方式保持人际联结。建议大家多用视频交流，这样会有更多的社会临场感。同学们在上网课的时候也可以打开摄像头，这也是一种保持社会联结的方式。在居家隔离每天都见不到几个人的日子里，可以看到那么多同学的脸，是不是也是一种幸福？

调整情绪四步法

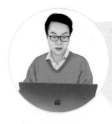

华中师范大学心理学院教授、博士生导师
人的发展与心理健康湖北省重点实验室常
务副主任

任志洪

"春雷响，万物长"，进入三月，抗疫曙光已在眼前。长期宅在家中，不少人焦虑无助的情绪已影响到他们的正常生活。这时该如何调整情绪呢？不妨来试试基于接纳承诺疗法的调整情绪四步法：

1.放下评价，接纳情绪

如果你因为在家无法完成学习任务而异常焦虑或是有其他负面情绪时，别急着责备自己，因为这是一个人的正常反应。疫情消息满天飞，复学时间一直没有确切消息，出现一些负面情绪很正常。试图消灭这些负面情绪，不仅不利于调整，反而会加重这些情绪。与其急着摆脱，不妨试着不与这些感受、冲动和情绪做斗争，而是在心里为它们腾出空间，接纳它们。试着"退一步"，与它们保持距离，仔细地观察它们，而不是紧紧抓住不放。

2. 接触当下，关注此刻

接触当下意味着不沉湎过去，不过度地担忧未来，而是把自己的精力投入到当前正在做的事情上。"现在"之所以非常重要，就是因为它是我们可以有所作为的时间。假如你对过去的低效学习感到懊恼，抑或是对未来的毕业充满担忧，没关系，你可以继续带着这些懊恼或担忧，看看自己"现在"可以做些什么，然后全身心地投入到这些事情中。也许是心无旁骛地陪家人聊一个小时，也许是全神贯注地翻看许久未动的书本……当你抛开过去和未来，完全参与到自己"现在"所做的事情中，你的体验就会变得更加丰富和充实。

3. 明晰价值，找到方向

当你被一些负面情绪困扰时，不妨问问自己，在你的内心深处，什么才是重要的？这就是你的价值。当然，也可以换个问法：如果你不再和自己的负面情绪做斗争，你会把这些富余出来的时间和精力用来做什么呢？你的生活中，肯定还有其他事情，比摆脱你的负面情绪更重要。这些事情就像指南针，指引着前进的方向，而你，不必等到所有负面情绪都消失，也可以去做这些事情。

4. 制定目标，承诺行动

当你明确了自己的方向，接下来就是要行动。行动需要一个具体可行的目标。而且，你的目标不是为了取悦别人或是回避痛苦，而是与你自己的价值方向保持一致；此外，要根据自己的生活状态适时评估目标，并不断地进行调整。在价值的引导下，采取有效的行动，你的生活会变得越来越丰富而有意义。

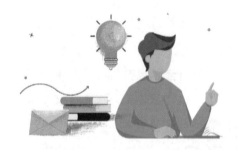

不同人群的心理危机干预策略

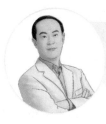

北京大学精神卫生研究所主任医师、教授
中国心理学会心理咨询与治疗专业委员会委员

丛 中

每个人在生活中都会遇到挫折，一旦这种挫折自己不能解决时，就会发生心理失衡，这种失衡状态便称为心理危机。所谓心理危机，就是指个体面临突然的或重大的生活挫折（如亲人死亡、婚姻破裂或天灾人祸等）时，既不能回避，又无法用通常解决问题的方法来解决时所出现的心理失衡状态。

一般来说，心理危机有以下三个特征：1.存在具有重大心理影响的事件；2.引起急性情绪扰乱或认知、躯体和行为等方面的改变，但又均不符合任何精神病的诊断标准；3.当事人或病人用平常解决问题的手段暂时不能应对或应对无效。

所谓心理危机干预，就是从心理上解决迫在眉睫的危机，使症状得到缓解直至消失，使心理功能恢复到心理危机前的水平，并获得新的应对技能，以预防将来心理危机的发生。

当前的新冠肺炎是一种传播性很强的传染性疾病，对它的传播途径和治疗都在摸索和研究，又无特效治疗药物。在这种情况下，人们会出现各种各样的心理反应，这是正常现象。但是某些不良心理反应会影响人们的生活质量和身体健康，同时也会影响新冠肺炎防治工作的顺利进行。政府已经采取了有力措施，对确诊和疑似病人进行了隔离和治疗。刚进入隔离病房的病人，由于恐惧、孤独，处于急性应激状态，部分病人会出现心理障碍。许多医护人员在工作中处于高度紧张状态，同时面临被感染的危险，出现心理应激反应属于正常现象。因此，针对不同群体采取必要的和适宜的心理干预势在必行。

根据所处环境和工作性质的不同，可以把需要心理干预的人群分成以下几类：医护人员、确诊病人与疑似病人、接触者、社会公众。

医护人员

1. 心理特点

医护人员在隔离病房工作，由于长期离开家人，冒着生命危险每天与新冠肺炎病人在一起，最常见的反应是害怕家人、亲属为自己担心，当听说家人遇到困难时，也会为自己没有能为家人多做些事情而难过自责。有时由于每天忙于大量的临床工作，会对自己的工作前景感到茫然，对每天所从事的临床工作会有一些悲观和厌倦情绪。当看到病人非常痛苦，

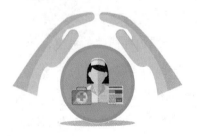

自己虽已竭尽全力仍不能挽回其生命的时候，又会在心理上出现自我挫败感，认为自己不是一个好医生、好护士，强烈地自责和内疚。同时，看到病房里的其他医护人员都在忙着治疗病人，就会感到别人都比自己坚强，认为自己是最脆弱的人，进而不接纳自己的脆弱，不敢承认和表达自己的痛苦情绪，更不想与他人交流，担心说出自己的心情后，会被别人瞧不起，经常是独自一个人来承担痛苦，靠理智和意志来压抑、控制自己的情绪，结果更加感到痛苦和无助。在这种情况下，医护人员也会变得焦虑不安，控制不住自己的情绪，常因小事而大发脾气，对病人和同事变得缺乏耐心。当遇到病人抱怨时，会感到自己很委屈，不被理解。这些心理反应会在很大程度上影响医护人员的相互配合和工作效率，因此，应该得到心理的辅导与帮助。

2. 干预要点

（1）为了帮助医护人员减轻应激反应的影响，建议在上岗前进行业务培训的同时，进行预防性的集体晤谈。集体晤谈的目的是：公开讨论内心感受，支持和安慰，动员应对资源，帮助当事人在心理上对应激反应有所准备。

（2）让医护人员了解对于灾难事件的正常反应：没有一个人面对像新冠肺炎疫情这样的重大事件会无动于衷；强烈的悲伤、哀痛和愤怒是对于异常事件的正常反应；如果工作没有结束你可能并不愿意离开现场；你可能会用你的奉献精神和责任感来克服应激反应和疲劳；你可能认为不需要休息和恢复的时间。

（3）医护人员出现以下迹象时，表明可能需要得到心理帮助：思想交流出现困难；难以记住指令；维持身体平衡出现困难；经常为小事发生争执；难以做决定；注意范围狭窄；不必要的冒险行为；肢体发抖、头痛、恶心；视野变小或听力模糊；出现感冒或流感样症状；定向障碍或精神错乱；难以集中注意力；出现无目的、下意识的动作和行为；容易受挫折；难于解决问题；下班后难以平静下来；拒绝执行命令；拒绝离开现场；增加使用药物或酒精；比平时显得笨拙。

（4）积极应对的方式有：限制工作时间，每天不超过12小时；转换工作岗位，由高应激岗位转换到低应激岗位，如果行得通的话，从现场转到常规岗位；通过单位进行咨询，寻求帮助；喝充足的水，并多吃有益健康的食品如新鲜的水果；有可能的话经常离开现场进行短暂的休息；谈论你对所见所闻和所从事的工作的感受；与家人和朋友保持联系；借助一些物品作为表达情感的方式；与另一同事结伴，这样可以互相监督对方的应激反应水平。

（5）如果遇到紧急情况，如突然调动岗位、重大人员伤亡事故、某同事死亡、病人死亡、病人自杀等，应请专业人员进行严重事件集体晤谈。

 确诊病人与疑似病人

1. 心理特点

一旦进入隔离状态，确诊病人和疑似病人经常会出现以下的心理反应。

首先，当病人一旦得知自己确诊新冠肺炎或被诊断为疑似病人，最初的反应往往是茫然失措，惶惶不可终日，不知该做什么，不知如何面对现实。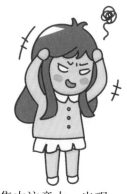他们可能会出现一些无目的、下意识的动作和行为，常会否认患病，如怀疑诊断是否正确，以此来减轻内心恐惧。病人有时还可能出现与现实的分离感，觉得一切都好像是发生在梦中，自己像是一个旁观者。紧接着，会出现思维杂乱的情况，无法集中注意力，出现焦虑、懊恼、急躁等情绪，认为自己倒霉，不该得这病。容易发怒，常因小事发脾气，对他人进行强烈的指责和抱怨，冲着医护人员发脾气等，事后又懊悔不已。

当反复询问医生，最终确认自己得了新冠肺炎后，病人会感到沮丧、无助和绝望，担心被亲人和朋友嫌弃，觉得没有人真正关心理解自己，没有人能够救自己。后悔自己当初没有注意防护，出现抑郁情绪，对自己的未来灰心丧气，对治疗没有信心，不努力克服困难配合治疗。同时，病人变得自卑感加重，不相信自己，特别依赖他人，要求别人关心自己，生活被动，行为幼稚，出现类似小孩的行为。主观感觉异常，对身体内部各器官的活动特别关注，有多种不适感觉。害怕孤独，患病后特别思念亲人，总希望有人陪伴。情绪不稳，易于哭泣。猜疑心加重，对医护人员察言观色，推断病情是否正在加重，医护人员是否对自己隐瞒病情。

经过一段较长时间的抑郁折磨之后，大部分病人能够接受自己患新冠肺炎这一事实，逐渐开始冷静地考虑自己的病情和生活现实，会出现一些积极主动的行为，对医护人员的抱怨减少、理解增多，对治疗护理比较配合，开始思考在疾病治疗期间如何安排自己的生活。当然，也有少部分病人会长期陷于抑郁之中，无力自拔，特别需要他人的关心和情感支持。

在此过程中，个别新冠肺炎病人，尽管其病情已经得到了有效控制，但由于处于心理应激状态，病人会出现攻击、破坏、拒绝接受治疗、逃跑、冲动、伤人毁物、自伤等行为，甚至可能会因自杀而死亡。

在出现呼吸窘迫时，由于大脑处于缺氧状态，病人会出现烦躁不安、注意力不集中、记忆力下降等现象；在用呼吸机进行人工呼吸时，病人难以用语言表达自己的感受，从而出现各种不适感，更加担心自己会死去，感到极度恐惧，出现濒死感和绝望情绪，使呼吸困难加剧，导致病情恶化。

2. 干预要点

（1）理解病人出现的情绪反应属于应激反应，做到事先有准备，不被病人的攻击和悲伤行为所激怒而失去医生的立场，如放弃治疗、与病人争吵、过度悲伤等。

（2）在理解病人的前提下，除了药物的支持治疗之外应给予心理支持，如避开攻击性的话题、不与病人正面冲突、安排就诊和转诊。

（3）对病人开展科普宣传，强调采取隔离手段是为了更好地观察治疗，同时也是保护最亲近的人的方式。向病人解释，隔离的目的是隔离病毒。说明目前的治疗是有力的、新冠肺炎的病死率并不高、干预是有效的，等等。

（4）针对呼吸窘迫、极度不安、表达困难的病人，在他出

现濒死感、感到恐慌和绝望时，
医护人员应在安抚的同时加强治
疗，力求治疗有序，避免慌乱。

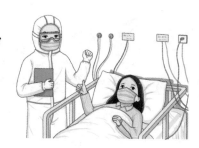

 三 接触者

1. 心理特点

因有接触史而被隔离的人员，一般是被隔离在特定的区域
内。当他们被隔离后，一部分人可能会有侥幸心理，认为自己不
可能感染上新冠肺炎，有些人认为自己身体好、有抵抗力，即使
染上了，也会扛得过去。这就会使他们不注意遵守隔离制度和管
理规定，不注意隔离和自我防护。另有一些人，在隔离期间会出
现严重的恐慌情绪，似乎自己已经患上了新冠肺炎，急于想出去
看病，想让自己尽快确诊，一天到晚紧张不安，不服从隔离管理
规定，甚至逃离隔离区。他们无法让自己静静地休息，而是到处
打听"谁已经发病了？"感到自己大难临头，整日哭泣，想念家
人，精神不振，开始轻信谣言，寻偏方，胡乱吃药，过量使用消
毒剂。少数人也会抱怨别人对他不够关心，要求别人给予更多的
照顾，一旦不顺心则大发脾气。同时，他们还会担心在隔离区之
外的亲人的安危。

2. 干预要点

工作人员应向被隔离人员宣传疾病的正确知识，说明隔离是
为了尽早控制疫情。工作人员应正确宣教，说服被隔离人员服从

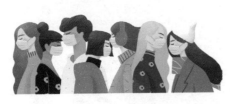

大局、采取必要的防护。

（1）为人为己，采取必要的保护措施。

（2）服从大局的安排。

（3）以适应性的行为和非破坏性的行为减少应激反应。

（4）换一种心态生活，对隔离状态的生活进行新的意义解释和理解，如当成一次休息的好机会等。

工作人员应提供理解、支持与安慰，疏解被隔离人员的精神压力，及时解决被隔离人员生活方面的困难。

四 社会公众

1. 心理特点

面对新冠肺炎疫情，社会公众会出现各式各样的心理反应。在新冠肺炎流行的开始阶段，由于信息的不对称，社会公众可能忽视新冠肺炎传染的严重性。有的人心存侥幸，认为自己的身体很强壮，不会染上，表现得满不在乎，甚至充大胆，不做认真的防护。随着事态的进一步发展，更多的人认识到了新冠肺炎疫情的严重性，开始出现普遍的恐惧心理，神经过敏，不敢与人交谈，走在大街上，放眼望去，看谁都像是新冠肺炎患者，别人一咳嗽，就吓得赶紧离开。有一些人过分关注自己的身体健康，时刻注意自己的身体变化，看自己是否出现了异常的感觉，甚至对正常的呼吸心跳也感到有些不对头、跟平时不一样，怀疑自己已经染上了新冠肺炎。也有的人觉得自己的健康不可把握、生活不可控制，感到活着太不安全，觉得生活充满了不确定性，对自己、对社会都缺乏信心。有的人感到自己没有力量应对危险，这时就会变得容易轻信他人，轻信谣言，抢购东西。有的人不信任正规医疗机构，不相信医生，到处寻求偏方、秘方，无病也乱投医、乱吃药。有的人一旦出现躯体症状，无论是否真的是新冠肺炎，一律采取逃避的办法，不积极主动去医院就医，担心到医院看病会染上新冠肺炎，或者担心把自己隔离起来不让出来，与真正的新冠肺炎病人同住一个病房。有的人要求家人都照顾他、顺着他，稍不顺心就大发脾气。有的人过量使用消毒剂，过量吸烟饮酒。

2. 干预要点

面对社会公众出现的种种心理反应，防控人员应该积极利用各种渠道进行关于新冠肺炎和心理知识的科普宣传，指导公众调整心态，使他们能相信科学、相信自己，用科学的方法做好防护，渡过心理难关。

（1）了解新冠肺炎性质，掌握流行情况，做到心中有数。了解并认真分析关于新冠肺炎的信息，不轻信传言。在新冠肺炎的信息越来越多的情况下，要筛选和过滤信息。各种信息频繁的出现应引起我们的重视，但疫情的实际严重程度都不会因此而加重，没有必要因信息的轰炸而产生恐慌心理。

（2）采取积极有效的预防措施。病毒是肉眼看不见的，感染病毒者是谁，也是我们无法分辨的，这使得大家对于如何躲避危险有很多担心，对于躲避新冠肺炎感到困难，这更增加了人们的恐惧感。在这种情况下，心理指导的要点是，化恐慌为认真、科学、适度的个人防护。只要我们认真做好防护，就可以避免感染新冠肺炎。只要我们认真做好防护，我们就不必再有更多的担心。不适当的行为，会导致我们吃不好、睡不好，使身体抵抗力下降，对身体健康和预防新冠肺炎是不利的。

（3）有症状及时就医。只要出现咳嗽、发热等症状，无论是否染上新冠肺炎，都要积极到指定医院就医。如果患有新冠肺炎，却讳疾忌医，不去看病，就可能失去早期发现、早期治疗的机会，更可能传染给身边的人，特别是家人。

（4）接纳恐惧、紧张、焦虑情绪。面对新冠肺炎疫情，当出现恐惧、紧张、焦虑情绪的时候，我们经常会认为自己软弱、意志不坚强，认为这些情绪是不应该出现的，因而对自己的情绪进行克制和压抑，这样是不利于身心健康的。我们要学会接纳自己的这些情绪反应。当出现这些情绪反应时，要注意多与他人交流，能够把这些情绪表达出来，看别人是否也有同样的情绪反应，这样做能使这些情绪反应很快缓解下来。

（5）与他人多交流，积极寻求心理支持。在新冠肺炎疫情期间，我们有时会感到自己孤立无援。这时可以多与朋友交流，相互鼓励，沟通感情，增强心理上的相互支持。同时也要注意避

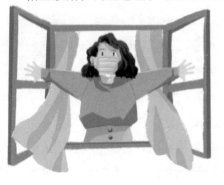

免无防护的面谈，如果要面谈，则一定要戴口罩，不握手，距离不要太近。我们更鼓励通过电话、微信等方式进行交流，可以避免人际传播。

（6）发现生活的积极意义，积极行动，避免消极行

为。新冠肺炎疫情期间，要积极地看待生活，要善于发现生活的积极意义，积极行动起来，该学习就学习，该工作就工作，并注意放松自己，适当进行休闲和娱乐活动。用积极的行动使自己从恐慌中走出来，特别注意不要采取否认、回避、退缩、过分依赖他人、指责抱怨、转移情绪等不良应对方式。特别注意要建立良好的生活和卫生习惯，注意良好的饮食，保证有充足的睡眠时间，不要试图通过烟酒来缓解紧张情绪。

（7）必要时，向心理治疗师寻求帮助。当恐惧、紧张、焦虑等情绪持续存在并难以承受时，建议寻求心理救助。

疫情防控期间青少年心理健康教育

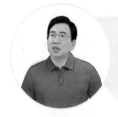

广州大学心理学系教授、博士生导师，教育学院青少年心理与行为研究中心主任

聂衍刚

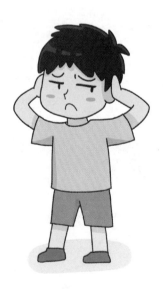

近期暴发的新冠肺炎疫情严重威胁了人民群众的生命安全和身心健康，青少年作为消极体验易感人群，受到疫情影响，可能产生一些心理问题。梳理疫情影响下青少年的心理健康问题并提出针对性的建议，对于当前维护和促进青少年心理健康发展具有重要意义。建议教育主管部门从以下五个方面推动疫情防控期间青少年心理健康教育工作。

一 高度重视疫情防控期间青少年的心理健康问题

受到疫情影响，青少年可能出现许多心理健康问题，学校和家庭应该高度重视疫情防控期间青少年的心理健康状况。疫情影响下，青少年典型的心理健康问题可能有以下几个方面：

1.情绪问题：（1）恐慌焦虑：面对疫情肆虐的新闻十分担忧、害怕，过分担心自己及家人的身体状况，一旦身体出现不舒服就与新冠肺炎联系起来；担心延期开学、网络教学可能影响正常学业甚至导致毕业延期、就业推迟；白天过于紧张，无心学习，晚上又会觉得虚度时光，产生负罪感。（2）抑郁绝望：因为疫情而感到人生无常，对生活失去信心，对一切失去兴趣；因为武汉或湖北户籍而受歧视，伤心难过；自己或家人已有明显症状，但无法及时就医而痛苦绝望，或者已经就医但担心无法治愈而绝望崩溃。（3）歧视心理：将武汉人或湖北人等同于病毒，对武汉人或湖北人极为歧视，肆意调侃甚至恶意谩骂。

2.行为问题：青少年长期居家生活，无法进行线下社交活动，容易导致孤僻疏离或是过于沉迷线上社交；过分依赖电子媒介获取疫情信息，过分沉迷于网络视频或是过分沉迷网络游戏，影响学习，影响睡眠。

3.家庭问题：长期居家生活，由于观念、作息和行为上的差异，青少年与父母容易产生矛盾，导致家庭关系紧张。

建立政府、专家、机构、学校和家庭五位一体的心理健康维护机制

广泛动员各方力量，着力构建以政府为主导，以学校为主体，以专家为引领，以社会专业机构为辅助，以家庭亲子教养为支持的五位一体的心理援助体系。

1.在政府支持和专家指导下，各省、市中小学心理健康教育指导中心要充分发挥专业的引导作用，指导和帮助各级各类学校开展具体工作。

2.高校心理咨询中心、心理学和教育学的科研人员及心理健康专家通力合作，对学生群体的心理健康状况进行研判，为学校心理老师提供专业的培训、督导和建议，增强青少年心理健康与危机干预从业人员的专业素养。

3.家庭是应对新冠肺炎疫情心理应激反应的"第一战场"，因此学校应充分发挥家庭的协助作用，与家长共同指导青少年掌握缓解负性情绪的方法。

 学校要上好心理健康第一课

1.引导学生对新冠肺炎的暴发、传播、预防形成科学的认识。通过权威平台、权威媒体获取疫情消息，对于非官方渠道的各类信息理性批判，不轻信、不传播，切实做到不信谣、不传谣。

2.引导学生对战胜新冠肺炎疫情、恢复社会秩序树立坚定的

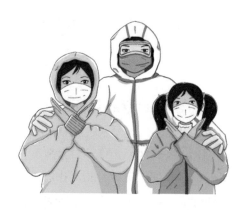

信心。在党中央和国务院的领导下，各级各类政府已经采取了一系列有力的应对措施。只要我们增强防范意识、遵守防控措施、坚定信心、众志成城，一定能够取得最后的胜利。

3.不同地区青少年受疫情影响而导致的心理问题有所不同，学校应该充分考虑不同地区、不同人群的情况，对受到疫情影响最为严重的青少年群体给予特殊的关怀。

四 线上线下多渠道开展心理健康辅导

充分利用不同的平台和网络资源开展对青少年的心理援助服务：

1.结合已有的在线疫情心理援助课程，教会学生简单的情绪调节方式，以应对恐慌、焦虑和无助等负性情绪，对有需要的学生进行一对一的心理援助。

2.充分发挥"健康中国""12320"以及其他心理危机干预热线的作用，对学校心理健康中心无法帮助的、需要更专业帮助的学生进行转介。

3.必要时利用已有网络直播平台，以网络教学的形式对学生开展远程心理健康指导。

五 重视心理辅导中的专业化和规范化

1.心理辅导工作需要具有专业背景、专业资质的机构和教师来做，各省、市中小学心理健康教育指导中心应该积极开展新冠肺炎疫情应对心理援助培训，组织专家对学校心理健康教师进行督导。

2.在开展心理健康咨询时应遵循心理咨询的原则、要求和伦理规范，不能把所有学生都视作有问题的人，要针对不同群体、不同问题采用不同的咨询方法和干预策略。

3.学校心理健康教师要在能力范围内给学生提供恰当的帮助，对于无法处理的个案应尽早转介至专业机构，使学生接受更加专业的帮助。

高校教师如何提高网络教学的效率

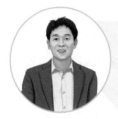

华中师范大学心理学院副教授
青少年网络心理与行为教育部重点实验室研究员

王福兴

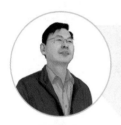

华中师范大学心理学院教授
青少年网络心理与行为教育部重点实验室研究员
中国心理学会教学心理工作委员会主任

周宗奎

1. 网络教学很特别吗?

其实网络教学和正常教学类似,但是要有能够接受网络教学和迎接技术挑战的心态。以平常心态去应对延期开学和网络教学是最好的。

2. 教师需要哪些资源和材料来开展网络教学?

作为教师,应做好三个方面的准备工作:

（1）学习资源。学习资源包括教学视频、PPT课件、电子教材、讲义等，供学生在线自学使用。

（2）标准题库。以作业和测试题库实现对网络教学的过程性管理和评价，以研讨促进学生在线互动的有效实施。

（3）教学计划。结构清晰的教学大纲和详细明确的教学计划能提升网络教学的计划性和目的性。

当然，网络教学还需要教师具备一定的计算机技能，能熟练搜索教学资源、处理多媒体素材，能够适当开发课程资源，逐渐提升将信息技术与教学融合的设计与实践能力。

3. 在上网络课时学生如果刷手机、看视频怎么办？

在网络课堂学习环境下，教师的教学管理确实和面对面教学不一样，所以，教师要注意以下几点：

（1）定好课堂基调。把讲课环境布置得尽量整齐，告知学生课程包含哪些活动，以及这些活动对学生的具体要求，以期给学生提供一种正式的课堂氛围。

（2）提高参与度。组织课堂内容及教学过程中，要提高学生的参与度，让学生摒除单纯听讲就能完成本课的想法。

（3）活用课后评价。采取学生自评的方式，让学生反思自己的不足之处，反馈学习情况，以便后续改进。

4. 网络课堂评价能用传统的方式么？

网络课堂的评价与传统课堂的评价差别较大，网络课堂的评价以教学内容的测试为主。

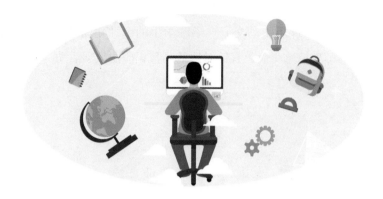

（1）直播课堂评价。教师可借助平台的点名、提问等功能实时了解学生的学习情况，并提醒学生专注于学习。

（2）录播课堂评价。可以通过调取学生的视频观看数据来推测学生的课堂学习情况。

（3）使用客观题进行课外评价。教师可以设计并发布单元客观测试题，平台如果可以对学生客观题的作答情况自动进行统计，教师就可及时了解学生对学习内容的掌握情况。

5.网络教学中教师该如何与学生互动？

（1）设计互动活动。结合授课内容设计一些互动活动，比如提问与讨论、头脑风暴与焦点对话等，为学生提供"上台发言"的机会。

（2）增强即时反馈。加强师生教学反馈的及时性；借助论坛、聊天和弹幕等工具鼓励学生进行交流和反馈。

（3）创造协作机会。将学生分组，要求他们合作，共同完成某一学习任务，并对学习成果进行教师评定和组间评定。

（4）课后主动交流。了解学生的个性化问题，收集信息，加强师生情感交流，有针对性地调整相应的教学活动。

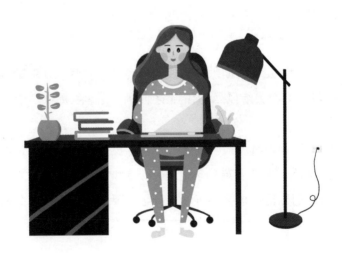

教师如何对学生实施在线学习辅导

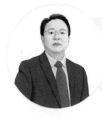

华东师范大学心理与认知科学学院教授、博士生导师，院学术委员会主任，校师资建设委员会副主任

庞维国

当前，为了有效抗击新冠病毒的传播，广大教师一方面按照党和国家的统一部署，积极参与疫情防控工作，另一方面响应教育部"停课不停学"的号召，积极对学生开展在线学习辅导。那么，怎样开展在线学习辅导，才能收到良好的教育效果呢？

1. 要营造一种积极的心理氛围

停课期间，学生们失去了每天在学校里与老师和同学面对面互动的机会，难以像以往那样得到老师和同伴的心理支持。因而在此期间，老师们首先要注意打造一个跨越时空的交流平台，如建立微信群或讨论社区，一方面普及疫情防控知识，提供学习支持，另一方面让学生们分享自己的生活和学习经验，相互提供一些克服紧张、焦虑的方法，从而在网上形成一个团结活泼、积极向上的在线班级，让学生们切实感受到"抗击疫情，老师与你们在一起；停课不停学，我们一起在努力"。

2. 要对学生提出明确的学习目标

在这方面，老师们需要注意两点：一是为学生确定的学习目标要具体，二是交代的学习任务难度要适当。所谓具体，就是具体说明学什么、达到什么标准，例如"默写前三课的英文单词，能够用其中的动词或动词短语造句"。这种目标，与"系统地复习前三课的英文单词"相比，对学生的学习更具有指引作用。所谓难度适当，是指为学生确定的学习任务有一定难度但学生可以完成。没有难度的学习任务，例如"抄写三遍单词"，尽管很多情况下是必须完成的，但学生不见得有完成的积极性；有难度而又难以独立完成的作业，会打击学生自主学习的积极性。当然，难度适当对于不同能力的学生来说具有不同的含义，因而老师们也要注意差异化要求。

3. 要及时为学生提供学习反馈

为学生提供的学习反馈要包含三种类型：一是关于学习任务的，例如学生的作业完成得怎么样，错误的地方在哪里，这种反馈有利于学生及时掌握自己的进步情况；二是关于学习过程的，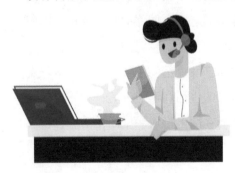例如学生的解题步骤是否得当，所采用的学习方法是否合适，这种反馈有利于学生及时掌握有效的学习方法和解决问题的方法；三是关于学生特征的，例如告诉学生独立作业的能力有很大提高、老师为你们的学习表现感到自豪，这种反馈有利于增强学生的学习动机。

4. 要注重对学习困难的学生进行深入辅导

　　学生在居家学习期间，难免会遇到某些学习困难。此时，教师的在线辅导具有不可替代的作用。对于学生的学习困难，教师在辅导时首先要引导他们进行自我解释，也就是解释自己对问题的理解。借助这一过程，老师就会很快发现学生理解不当或不充分之处，从而明确指导方向。接下来，教师可以为学生提供一个支持理解的支架，从一个简单的步骤开始，按照小步子原则，一步步把学生的理解引向深入，直至学生完全解决问题。最后，还要对学生的真实理解情况进行检测，确保学生真正克服了学习上的困难。这种细致的在线辅导，往往比课堂上的集体辅导更具有针对性，效果也更好。它还能进一步拉近师生之间的情感距离，有利于学生增强疫情防控期间的心理韧性。

疫情时期教师如何处理职家冲突

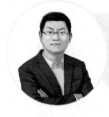

北京大学心理学博士
中科院心理所心理健康应用中心测评部主管

肖震宇

教师在家工作会遇到的一个问题是处理职家冲突。在这一时期的远程工作中，产生职家冲突是必然的，我们要接纳自己的"无能感"。当然，自己也要换位思考自己的工作给家人带来的困扰。在沟通上，可以采用"非暴力沟通"的原则：先描述事实（"我在上课时你们找我做事"）、表达自己的感受（"这让我很困扰"）、提出对家人的期望（"能不能在几点到几点之间先不要找我，等中午或晚上我来做剩下的事情"）。具体来说，可以采取以下行动：

行动一：

和家人找到共同的价值目标，建立统一战线。比如工作可以获得稳定的经济收入，改善家庭生活，也可以让自己的生活更加充实。

行动二：

和家人商量好明确的界限。和父母、配偶、孩子约定好工作的时间，希望他们在此期间不要打扰。沟通的时候注意不要用命令的口吻，而是采用我们上面讲到的"非暴力沟通"原则，陈述事实，表达自己的感受，提出对家人的希望。切记，你只有建议权，接受还是不接受，由你的家人决定。

行动三：

用言语和行动感谢家人的支持。感谢要具体而不空泛，如："谢谢你今天在我上课的时候帮着带孩子，让我能够专心工作，真是辛苦你了"。一个拥抱是很好的行动，当然如果你觉得不习惯就算了。帮助家人做剩下的家务很重要，虽然你一天课上下来很累，但是行胜于言，这样家人会更加支持你的工作的。

教师在家工作还有个棘手的问题，就是停课的学校不止你的学校，孩子的学校也停课了，孩子在家老是要你陪怎么办？心理学的研究发现，孩子对父母的依恋是天然的，不要排斥。如果孩子吵着要你陪，干扰你的会议或授课，你该怎么办呢？

对于大一些的孩子，可以安排他做好自己的作业，或看书、玩积木，或让其观摩自己上课的过程。这样他在观摩的过程中，也会想到"哦，原来我的老师也是这样的，老师确实很辛苦，我要好好学习"。这样，学校正式复学后，孩子会更加尊重自己的老师。

对于小一些的孩子，尽量让家人帮忙照看一下。如果家人无法帮你照顾孩子，可以采用短时多次的上课办法，上20分钟，陪10分钟，在这10分钟里，安排孩子大小便以及后面20分钟的玩耍或学习任务。

如果实在不行，可以带着孩子上课，学生也会谅解的。其实这样反而更能吸引学生的注意力，原来在"摸鱼"或睡觉的学生，一听说自己老师的孩子上镜了，肯定会专心看着屏幕了。我记得我小时候我们小学班主任有一天因为家里没人看孩子，把10个月大的孩子也带来上班了，大家一下课就围着这个孩子转，这个孩子简直成了我们班的吉祥物。

总之，特殊时期产生职家冲突几乎是必然的，向家人说明自己工作的必要性，获得家人的理解与支持，约定好工作时间界限，事后感谢家人。

对于孩子，如果实在没办法，也可以带着一起上课。

疫情防控时期大学生
如何进行网络学习

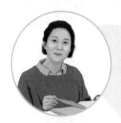

华中师范大学心理学院副教授
青少年网络心理与行为教育部重点实验室研究员

田媛

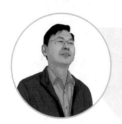

华中师范大学心理学院教授
青少年网络心理与行为教育部重点实验室研究员
中国心理学会教学心理工作委员会主任

周宗奎

大学生居家在线学习时，会碰到一些问题：如设备跟不上、在家学习效率低下、网络教学达不到面授课堂的效果……那么面对这些问题，大学生应该如何处理？以下是一些建议：

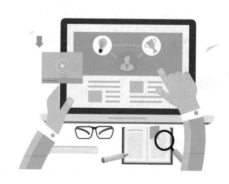

1. 更新观念，提高网络学习认同感

大学生基于自身的认知和态度对网络学习的易用性和有用性会做出倾向性的评价，并影响到对网络学习的投入。网络学习认同感具有主观性，有一部分大学生网络学习的经验并不多，因此对于网络学习的正面积极情感较少。学生应该了解到网络课程与线下课程虽有不同但也有其独特的优点，要主动学习相关技能，提高内在接受度，从而提高网络学习的积极性。

2. 设立目标与奖赏，提升学习动机

直接推动学生进行学习的内部学习动机是网络学习得以发生和维持的决定性因素。如何主动提高并维持自己的学习动机？首先，设立明确的学习目标，让学习内容既符合老师的要求又可以满足自己的兴趣。其次，动机的维持和外部奖励有密切的关系，可以在认真学完一堂网课之后给自己一些奖励，比如小零食或者休闲娱乐。

3. 建立线上同伴共同体，激发学习兴趣

线上学习如果缺乏与同伴的互动，可能会让人提不起兴趣。线上课堂也可以发挥群体动力作用，在群体中获得认同感与归属感，从而促进自我效能，激发学习兴趣。网络学习中，可以通过建立线上学习共同体来获得人际支持。通过分享各自的想法，学习到自己没有掌握的知识，看到理解问题的不同角度，同时可以交流自己在网络学习中的经验与感受，通过线上的沟通，获得接纳感和支持感，增加克服困难、投入学习的动力。

4.减少无关的外部刺激，创设有利学习环境

网络学习的自主性、灵活性强，对于大学生的自控能力要求更高。应该创设有利的学习环境来提高学习的专注力。可以选择一个相对安静的环境，只准备网络学习必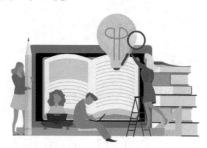备的物品，将与学习无关的物品（例如零食、手机等）放在视线之外，关闭无关网页或应用软件，减少外部环境的干扰，保证自己有限的认知资源集中于加工处理学习内容，避免多任务工作增加认知负荷，保持专注，提高学习效率。

5.鉴别纷繁的网络信息，提升资源管理能力

在进行网络学习时可能会遇到"我找到了资源，但不知道怎么筛选""信息太繁杂，总找不到所需的资源"的问题，网络上纷繁复杂的内容使得学习者可能难以集中注意力。参与网络学习时，应和线下学习一样，要按照教学要求进行相应的预习和复习，熟悉关键词、重点概念、核心问题，这样在网络上看到大量信息时才可能进行识别和加工。发挥元认知能力，锻炼自我觉察、自我控制能力，在网络学习中提高个人知识管理能力。

6.面对设备问题，维持乐观心态

既然是在线学习，那么学习的质量离不开设备和网络的好坏，尤其是一些网络不便利的同学，确实会面临困难。这时，不妨先稳定自己的情绪，从容面对，先把自己手上现有的学习资源利用起来，与老师及时沟通，等待回校后再抓紧时间补课。

网络学习，如何做到高效、专注

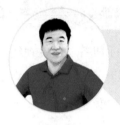

西北师范大学心理学院副院长，教授、博士生导师

康廷虎

新冠肺炎疫情对我们的生活产生了深刻影响。很多同学都开始借助网络平台，积极努力学习。然而，在线学习的确不同于面对面的课堂学习活动，那么，如何才能提高在线学习的专注力与效率呢？

在此，结合可能导致线上学习效率降低、专注力缺乏的原因，提供如下建议：

1. 确定明确的学习目标

学习动机理论告诉我们，在学习过程中要有明确的学习目标，并且对学习结果要有积极的预期。换言之，要知道自己的学习需要是什么、为了什么而学习，并且对通过学习而实现学习需要的满足，对学习目标的达成怀有积极期待。因此，建议学习者给自己确定明确的学习目标，并积极努力去实现它。

2. 制定合理的学习计划

合理的学习计划有助于规范和约束自己的学习行为，提高学习效率。因此，建议学习者合理规划学习的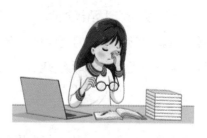时间，劳逸结合，并避免长时间沉浸在网络世界里。此外，学习者要合理安排学习内容并选择恰当的学习方式、方法，促进知识的正向迁移。

3. 建构系统的知识体系

在线学习要注意课程资源的知识体系结构，并且，要尝试与自己已有的知识经验，以及相应学段所应掌握的知识体系相互衔接。此外，建议学习者将线上线下学习充分结合，避免知识碎片化，以促进知识体系建构，提高学习效率。

4. 选择恰当的学习资源

人的年龄阶段不同，认知能力的发展水平不同，对不同学习资源的感知理解也不一样。建议学习者选择适合自己年龄特征的课程资源，避免由于内容过于抽象或过于简单而影响专注力和学习效果。

5. 改变刻板的认知经验

目前，课堂教学仍然是学习的基本途径。因此，很容易产生一些消极的刻板化认知经验，总认为线上资源是不好的，甚至是骗人的，从而产生消极抵触心理。建议学习者正视信息技术的发展与革新对学习带来的新变化，学会趋利避害，充分挖掘和利用线上学习的优点，提高学习效率。

6. 转变被动的学习态度

在疫情期间，很多学生不得不选择网络线上资源进行学习。然而，有些学习资源不是他们感兴趣的、主动选择的，因此，在学习过程中，学生们就会表现出被动消极的学习态度。在此，建议家长或老师引导学生主动参与到学习资源的选择过程中，并且在学习过程中增强学生主动解决问题、达成学习目标的意识。

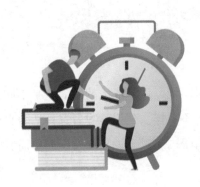

如何向孩子解释新冠肺炎

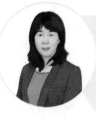

清华大学学生心理发展指导中心副主任
中国心理学会注册督导师
中国社会心理学会婚姻与家庭心理学专业委员会
副主任委员

刘 丹

> **问题：** 我的孩子只有三岁，因为新冠肺炎疫情，幼儿园也不能上了，她问我这是为什么。请问我应该把真相告诉这么小的孩子吗？如果我对她说新冠肺炎很可怕，会不会吓着孩子？

这位提问的妈妈，显然非常关注孩子的心理健康。这种关心对孩子来说，是非常重要的。我从以下三个方面来回答这位妈妈的提问：

1. 要不要把真相告诉孩子呢？

答案是：要把真相告诉孩子。

因为新冠肺炎疫情不只是武汉的事情，不只是湖北的事情，不只是中国的事情，它已经是全世界的事情了。它是对我们所有人的生活造成严重影响的事情。

对于一个孩子的成长来说，了解世界发生的重要事情以及对自己的影响，是重要而且必要的。这是孩子慢慢形成成熟、稳定的世界观、价值观、人生观的必要知识。

2. 告诉这么小的孩子，会不会吓着孩子呢？

答案是：这取决于你告诉孩子的方式。你可能吓着他，也可能帮助他成长，变得更坚强。

发展心理学的研究表明，三岁的孩子，对于世界上发生的很多事情，可能无法理解其真实的内涵和意义。然而哪怕是更小的孩子，都可以明确地读懂父母的情绪。例如，如果父母用极度悲伤的语气读一份佳肴菜单，小孩子听了一会儿，竟然也会吓得哭起来。著名的美国心理治疗师米尔顿·艾瑞克森，在三岁的小儿子从楼梯上摔下来，牙齿磕掉、满嘴流血、痛苦尖叫时，用平静的语气说道："这下伤得真惨。罗伯特，这可太严重了。"检查了儿子的伤口后，接着告诉儿子："伤口会一直很痛的。但大概一两分钟后，也许它将好转一点，不再出血了。"儿子很快就安静了下来，并顺利度过了接下来的缝合手术。艾瑞克森没有否认事件的真实内容"这可太严重了""伤口会一直很痛的"，但他的语气是平静的、坚定的。这种笃定和沉着的语气帮助孩子了解到，一方面事情确实严重，另一方面，它也在爸爸妈妈的掌控之中。这种来自成人非言语的情绪安抚，比事情本身带给孩子的影响更迅速、更强烈，也更深远。

3.怎么跟孩子谈话?

跟孩子沟通前,父母首先需要做一点准备工作,然后施行以下几个基本步骤:

(1)家长要做自我觉察工作:想一想,"我的心情是不是非常恐惧和焦虑?""我的状态是不是非常不稳定?""我的生活是不是一团混乱?"如果这些问题的答案都是"是",请先做好自己的心理工作,你可以向亲人朋友倾诉交流,或求助于专业的心理咨询师。等自己的状态比较稳定了,再去跟孩子谈话。

(2)准备跟孩子谈话的内容:把一张A4纸对折,左边写"失控的部分",右边写"可控的部分"。两边各写五点。比如,左边写:(1)新冠肺炎没有特效药;(2)疫苗还不知道什么时候能研制出来……右边写:(1)我们可以待在家里;(2)勤洗手是有用的;(3)戴口罩可以防止病毒感染……从左右两列要素中,各选出重要的三点。反复练习,尽量用平静、坚定的声音,读出纸上选择出来的内容。

(3)准备跟孩子谈话的情绪:在自己和孩子都比较放松的时候,比如,吃完晚饭半小时后,或一起看书的时候,找一个让两人都能放松的地方,比如常坐的沙发,把孩子搂在怀里,拿出那张纸,像平时讲故事一样,给他先讲"失控的三点",再讲"可控的三

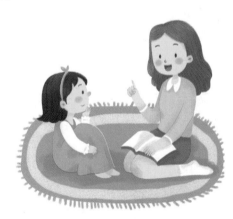

点"。讲话速度要慢，声音要清晰，内容要简单。可以适当重复两到三遍。

（4）最后，跟孩子一起行动：把孩子带到卫生间，和他一起练习标准的洗手步骤，一起练习戴口罩，就像平时和孩子一起玩游戏一样。在练习的过程中，可以进行亲子比赛，让孩子在快乐中学习到应对疫情的重要方法，增强与父母的联结，增长生存的智慧。

如何安慰独自在家的孩子

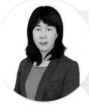

清华大学学生心理发展指导中心副主任
中国心理学会注册督导师
中国社会心理学会婚姻与家庭心理学专业委员会
副主任委员

刘 丹

> **问题：** 我女儿上小学二年级。我在超市上班，不可能因为新冠肺炎疫情而在家休息。孩子一个人待在家里，每天都情绪不好，很容易发脾气。我下班后，她总是缠着我，要我陪她，还总要求我也像邻居阿姨一样不去上班。我挺烦的，也有些担心，孩子关在家里会不会出心理问题？

　　这位家长在疫情期间坚持上班，是冒着被病毒感染的风险，在为社会服务、为大众做贡献。但确实，孩子一个人在家，家长肯定非常担心孩子的状况。那么孩子独自在家，会不会出心理问题呢？我想就此和你分享一些我的看法。

1. 孩子有可能出现情绪波动，但那是暂时的

家长说，孩子一个人待在家里，每天情绪不好，很容易发脾气。这是在发展中的儿童出现的正常反应。很多国家的法律都规定，十岁以内甚至十四岁以内的孩子，都不能单独在家，这是从儿童身心健康发展角度考虑而做出的规定。我国的儿童，一般在初中之前，家里都有人陪伴。当孩子刚刚开始独处时，情绪不好是正常反应，也可能出现恐惧、焦虑、烦躁等情绪。发脾气，会让家长担心，自己也不舒服。但能发脾气，表明孩子和家长是有沟通的，并且对家长也是充满信任的。

情绪波动这种反应是暂时的，因为新冠肺炎疫情是突然发生的状况，且不会持续太久。这种情绪反应，在恢复正常生活秩序后一段时间内，就会逐渐消失。对此可不必太过担心。

2. 家长可以通过努力让孩子的情绪更稳定

（1）言语沟通，表达希望：在上班的前一天晚上，找一个双方状态都较好的时机，跟孩子做几分钟正式交流。坐在孩子的侧面，看着孩子的眼睛，用平静而坚定的语气说："虽然我明天要去上班，但是我心里是非常希望能在家陪你的。"注意，不要讲太多话，语速不要太快。可以重复三遍："我非常希望能在家陪你。"

（2）合理安排孩子的生活，加入情绪表达活动：孩子独自在家，可以安排一些活动来充实孩子的生活。可以给孩子准备白纸和彩笔，让他每天上午、下午各画一幅画，画出自己心里的感受或者想到的任何东西。让孩子把画好的画贴在墙上，告诉孩

子，晚上回来，爸爸妈妈要听他讲讲白天的故事。也可以提前和孩子约定好，每天上午和下午，各安排五分钟左右的时间，和孩子电话交流，或者微信交流，交流内容不重要，重要的是在固定的时间里，保持亲子之间的联系。

（3）身体接触，减低焦虑：晚上到家，仔细清洁、消毒后，在跟孩子的交流中，加入身体接触。研究表明，适当的身体接触，可以快速减缓低龄孩子的焦虑情绪。爸爸妈妈可以采用不同的身体接触方式。妈妈可以在跟孩子讲话的时候，和孩子坐在相邻的地方，搂着孩子的肩膀，抚摸孩子的头发。爸爸可以和孩子玩一些有身体接触的游戏，比如捉迷藏、举高高、掰手腕等。

3.给孩子机会帮助大人，让孩子更积极乐观

孩子如果能为大人做一些事情，会迅速体验到积极情绪，有效降低焦虑情绪。

（1）告诉孩子，自己在疫情期间上班，其实心情非常紧张，希望能得到孩子的理解和支持。

（2）告诉孩子自己压力大，身体很疲劳，希望孩子可以帮助自己做一些小事情，比如，给妈妈按摩肩膀五分钟，给爸爸准备一些水果，并且在孩子完成这些事情后，立刻表达自己的感谢。

以上做法，不仅可以帮助孩子减少出现心理问题的可能性，还使孩子因为跟父母有深度的交流和互动，提升了自己的价值感，变得更成熟，更有能力。

读懂孩子，关爱自己

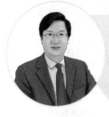

华中师范大学心理学院教授，社会心理研究中心主任
中国心理学会社会心理学专业委员会主任

佐　斌

问题： 我孩子是个小学生，酷爱足球。疫情期间，我除了每天要做一日三餐、做家务，早上8点还要陪孩子上网课。最近几天听说周边小区有确诊病例，我就开始失眠睡不着，感觉压力很大，希望心理专家可以给我一些指点。

　　疫情时期，亲子如何有效沟通是许多家庭面临的共同问题。这次的新冠肺炎疫情，突然把我们所有人的生活都打乱了。在这种突如其来的混乱中，家长们要在有限的条件下，用行动有担当地维持家庭生活的正常运转，是需要付出辛劳与心血的。小家稳才能大家好，这是我们国家尽快从疫情中恢复的基础！

1. 对孩子，多些耐心与理解

如果家里有一位精力充沛、阳光热血、爱运动、有个性的孩子，疫情暴发所导致的不确定期限的隔离，对这一类好动的孩子其实是不小的挑战。孩子过去所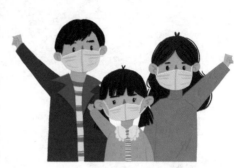习得的良好运动习惯被突然"闷"住了，活动量在短时间内大幅降低，如不能找到合适的出口，大概率会增加孩子的烦躁、冲动等不良情绪反应。在这种情况下，家长就难免会为孩子的缠人、磨人而烦恼了。

一般而言，家是舒适的港湾，是心理暖环境和安全之所。而上网课和学习则强调自律与思考，需要心理冷环境予以支持。这种情景的不匹配可能使孩子上网课不积极、走神或兴趣不高，对活泼好动的孩子来说，这种情况可能就更突出了。因此，家长们要对孩子隔离在家的表现有新的理解。在隔离的有限条件下，帮助孩子找到相对合适的替代活动，这对好动型的孩子是很重要的。

2. 对自己，多些觉察与关照

白天繁杂的家庭工作可能冲淡了令人忧心的外部消息对家长心情的影响。夜深人静时，家长才有精力去反刍白天接收到的各种疫情消息，才有时间面对内在的脆弱与担忧。不少家长会有焦虑、失眠的体验，这是应对疫情的正常心理和行为反应。

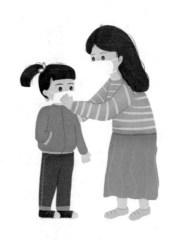

但是，失眠也许在提醒我们，除了照顾家人，也要关照自己。回想一下，你是如何哄闹夜不睡的孩子入眠的？泡澡、拥抱、轻拍、低吟、讲故事、唱摇篮曲、轻念"没事的"……所有这些有效的哄睡方式，都可以用在自己身上。

在这里，我们分享一个简单的动作——蝴蝶拍，可以帮助大家缓解焦虑，促进睡眠：将两手交叉至胸前，左手右手分别有节奏地轻拍双肩，每组25次，可根据需要做2至4组。和自己安宁相处，在当前尤为重要。

3. 对疾病，保持警惕的同时须理性

如果家庭住所附近出现确诊病例怎么办？疫情期间很多家长都保持高度的警惕性，密切留意住所附近的疫情动态，这是值得提倡的。当前疫情形势下，一定要按照要求做好自己和家人的防护工作，保持一定的警惕，不要疏忽大意。当然，家长们也不能因此自乱阵脚，要保持冷静，理性辩证地看待这一问题。

家庭住所附近出现确诊病例，让人感到恐慌和焦虑，但它其实是一个好消息。因为真正的危险不是已经确定范围的危险，而是不确定的危险。同理，对于疫情防控有帮助的，就是迅速筛查收治病患，避免更多的人受到波及。确诊，代表病人得到了收治，代表防控机制在有效运转，这是对我们生命安全的保障。

抗疫时期，我们的生活品质、情绪状态受到一定影响，是非正常状态下的一种正常情况，适度地降低期待有益于心理健康。此时，家人都健康就是一种福分。以稳定的心态面对困难，共度时艰，学会从容，长远看，又何尝不是一次有力的"心理肌肉"锻炼呢？

祝所有的家长和孩子们安好。

如何与青春期的孩子相处

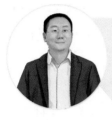

华东师范大学心理与认知科学学院讲师、硕士生导师
教育部"平安留学"心理健康专家组成员

杨安博

> **问题：** 老师您好！我女儿今年读初一，疫情期间在家上网课，整天在房里反锁着门，说要听课要做作业，从早上七点到晚上不知几点，但老师说她不交作业，问她什么原因也不愿意说，不愿意沟通，脾气暴躁，叫吃饭她也拖拖拉拉，有时出来随便吃点儿马上又回去了，叫她下课后出来活动、喝水都不听，今天早上叫她，她也不愿意起床听课。我怕她视力、身体、心理等出现问题，很焦急，希望老师指教，谢谢老师！

　　首先，谢谢您对微信平台的信任，愿意和我们分享您和孩子的故事。从您的陈述中可以感到，您是一位对孩子非常关心的家长，因为孩子的问题有些紧张和焦虑。从您的描述中，知道您的孩子目前在上初中。

初中生正处在青春期，这个时期可以说是"疾风暴雨"的时期，孩子将会经历生理和心理的急剧变化，会面对各种内心中的冲突和矛盾。了解这个阶段孩子的特点，可以帮助我们更好地理解孩子，帮助孩子面对困难和问题。

1. 孩子可能会出现身心的失衡。他们面对自己的外形变化、性别特征的变化，以及心理上的变化，特别容易出现焦虑和不安，既为自己的长大成人而欣喜，又不知道如何应对眼前的情况，出现身心失衡的矛盾。

2. 依赖性和独立性的矛盾。一方面孩子认为自己已经长大，内心中对父母的态度从"听话"逐渐转向"平等"。独立自主的愿望强烈，不愿意受到父母和老师的过多干预，渴望自由。但是由于他们缺乏社会经验、生活经历有限，在很多问题的处理上经常会产生困惑，需要父母和师长的帮助。这种依赖性和独立性的矛盾会贯穿在孩子青春期的成长过程中。

3. 开放性和封闭性的矛盾。青春期的孩子希望和同学、父母平等交往，也希望更多地获得别人的认可。但是由于实际情况并非如孩子所愿，所以他们在从父母、同伴那儿不能得到支持的时候，就会更多地采用个人的方式，如写日记、画画等方式表达自己。很多孩子也会采用网络交往的方式来满足自己这部分的需要。

4. 自制和冲动的矛盾。青春期的孩子有强烈的求知欲、自尊心和好胜心。一方面他们希望自己遵守规则、做好需要做的事情；另一方面，他们很难控制好自己的情绪，这种情绪化的特点，也使得他们在看待和处理问题时会更多地带有个人的特点，甚至有的时候出现冲动行为。

5. 想学和厌学的冲突。青春期的孩子对自己的未来有更多的憧憬，希望能够成才。但是如果学习过程中遇到很多困难难以解决，而又难以获得足够的帮助的话，就会在学习上出现退缩行为，时间久了就会产生厌学情绪。同时，在目前新冠肺炎疫情状况下，长时间待在家里，孩子对学习方式存在不适应，又缺乏与同学老师的有效沟通，这也会让孩子焦虑、烦闷，引起不良情绪和冲动行为。

针对您孩子的具体情况，我有下面的建议：

首先，理解孩子，带着好奇心，从帮助孩子的角度，想办法了解孩子目前遇到的困难具体是怎样的。如果孩子不愿说，不要逼迫孩子。可以聊一些轻松的话题，先让孩子放松下来。如果孩子愿意，再向她询问需要什么样的帮助。当然也可以通过孩子的同学和老师，进一步了解孩子的情况，并让同学和老师帮助孩子。一定不要因为孩子不愿意而打骂或者惩罚孩子。

其次，如果孩子这样的情况比较久，特别是出现睡眠的困难、较严重的饮食问题，而且明显出现情绪的低落，甚至经常出现自责、哭泣甚至抑郁的情绪，就需要特别的关注。如果有需要，可以让孩子和学校的心理老师联系，当然也可以通过热线与一些心理科的医生联系，来进一步确诊孩子是否存在更严重的心理问题。目前国家卫健委和教育部都有热线（教育部华中师范大学心理援助热线），可以鼓励孩子打热线电话求助。如果家长因为孩子的问题非常焦虑、不安，也可以通过拨打热线电话的方式，寻求帮助和支持。

如何劝导老年人重视防控

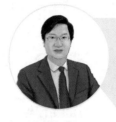

华中师范大学心理学院教授，社会心理研究中心主任
中国心理学会社会心理学专业委员会主任

佐 斌

问题：我父母六十多岁了，每次进门让他们按我说的消毒步骤一二三四做，他们都不愿意，说太麻烦了，半小时都做不完，我该怎么劝导他们呢？

新冠肺炎肆虐之际，举国上下倾力阻击疫情的传播，而自我防控是成败的关键。当年轻人纷纷自发隔离的时候，很多平常热衷养生的老年人却异常"镇定"，出门不戴口罩，也不愿意消毒，甚至嘲笑年轻人"贪生怕死"。

为什么把健康摆在首位的老年人却对传播甚广的新冠病毒不够重视呢？可能有这些原因：

1. 信息接触有限：很多老年人没有通过网络浏览新闻的习

惯，另外对传染病和病毒知识的了解又非常欠缺，所以此次疫情可能并没有引起他们足够的重视。

2. 侥幸心理作祟：老年人可能觉得自己经历过大风大浪，区区病毒算得了什么。殊不知过去的经历对当前不一定有帮助，过去的幸运也未必表明现在仍幸运。

3. 易得性偏差：老年人可能更愿意根据身边发生的事情来判断疫情的严重程度，当听说自己认识的人染上了疾病后，老年人的警觉性可能就会一下子提高了。

那么作为晚辈，应该如何劝说长辈们重视防护呢？我们也许可以试试以下方法：

1. 信息网络保畅通：年轻人可以陪着老人收听收看跟疫情相关的新闻节目，和老人一起学习关于传染病和病毒的知识，让他们对当前的现状有一个基本的了解。这里要注意信息渠道的权威性，尽量在官方权威媒体平台获取信息，避免受到不实信息的误导。

2. 多管齐下巧劝导：老人可能会觉得新闻里的事离自己较远，所以年轻人可以多举身边的案例。比如，听说隔壁小区某人感染了，以引起他们的重视。有的父母不听儿女的话，反倒对亲

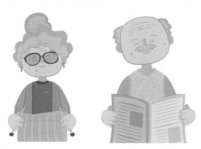

戚甚至外人言听计从，所以可以发动父母信赖的人来劝导，也许他们会有所改观。

3. 家庭责任齐分担：作为子女，需要理解父母的想法和苦衷。一家人都宅在家里，吃饭、买菜问题怎么解决？以前这些事情可能都是老年人在做，现在需要年轻人担起更多的责任。另外，对于习惯了外出活动的老年人，年轻人可以帮父母适应"宅"的生活，如帮父母下载一些适合他们玩的游戏、陪父母聊天等。

4. 防护用品易取得：消毒的步骤可能真的有些烦琐，口罩戴起来也确实不太舒服。作为子女，可以想办法，将消毒步骤设计得尽量简洁又不失其有效性，将消毒需要用到的酒精等物品安排得尽量方便一些，将口罩放置到更显眼、更方便取用的地方，慢慢培养老年人戴口罩、勤消毒、多洗手的习惯。

最后要说的是，家庭成员间需要的是相互理解和包容，而不是争辩孰是孰非。打开心门最重要的是真诚，儿女的用心与付出或许能够让父母明白，他们是儿女心中最重要的依靠。疫情或许可以成为一个契机，让家庭成员能够温暖彼此的心。

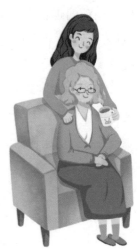

疫情期间家有体弱老人怎么办

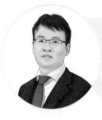

浙江大学领导力与组织管理系教授、博士
生导师
中国心理学会工业心理学专业委员会委员

周 帆

> **问题：** 一直在说增强免疫力能有效抵御病毒侵入，新冠肺炎疫情时期也是如此。可是，老人的免疫力本身就比年轻人差一些，我父母平时身体就不好，他们自己很紧张，我也很担心，该怎么办呢？

　　疫情期间很多人担心年迈父母的健康问题，根据目前的新闻报道，这次新冠肺炎对年纪较大和有慢性疾病的人有更高的风险，因此这种担心是人之常情，也非常合理。但是作为成年人，同时也是家庭经济生活中的"顶梁柱"的我们，过度的担心不仅不能给自己的家庭带来更多的防护，反而可能导致过度的焦虑，从而影响自己的积极心态和行动力——这些又是我们在危机中赖以仰仗的重要心理资源。面对危机时，在最初的惊愕和焦虑之后，通常我们需要快速地建立自我控制感，充分意识到哪些是我们可以控制的，哪些不是我们可以控制的。我们既要正视现实，也要积极行动。这里分享给大家斯多葛控制二分法，"请赐予我宁静，好让我能接受我无法改变的事情；请赐予我勇气，好让我能改变我能去改变的事情；请赐予我睿智，好让我能区别以上这两者的区别"。

　　具体而言，对疫情的适度担心是非常自然的，且这种担心也会促使我们去采取一些行动，例如参照专家的建议准备好防疫物资，提醒父母出门戴口罩、回家洗手，和家人一起适度锻炼，这些行动对预防感染是积极有效的。但过度的担心反而可能会让焦虑吞没我们行动的能力，被担忧和紧张这样的负面情绪控制，无所适从。这个时候，你可以运用控制二分法，把注意力放在可控制的范围内，放在当下的行动上，"为所当为"，用合适的沟通方式提醒父母采取防疫措施，改变生活习惯。如果目前还未出现任何感染情况，可以带领家人做各种有益于提高免疫力的活动，

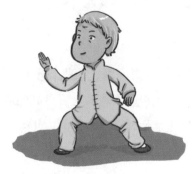

例如在家里做广播体操、打太极拳，让孩子教老人各种手机应用，全家一起切磋厨艺。疫情中我们当然应该格外关注老年人的健康和防护，但不能让过分的担忧去损伤我们的信心和行动的能力。

采用压力－素质模型管理情绪

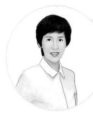

天津市安定医院心理门诊主任、主任医师
天津市心理卫生协会常务理事兼副秘书长

龙　鲸

　　当我们被疫情所扰、被情境所困时，我们该如何应对，如何管理情绪？在这里我想和大家分享压力-素质模型。

　　如果把一个人的生活比喻成一次航海，那么我们每个个体就是一艘航船。每艘船都会有一个龙骨，可比拟为我们的个人素质，它代表了我们自身的易感性，包括遗传基因的易感性倾向，也包括我们在幼年时期或前不久经历过的一些创伤性事件而形成的易感性倾向。龙骨深/长代表个体的易感性比较高，龙骨短/浅代表易感性比较低。易感性并不能预测我们未来一定会发生什么，即使个体的天生易感性非常高，但是他的人生经历一帆风顺，也可以让航船一直平稳地航行下去。

　　浅滩，就像在生活中我们都会遇到的问题。在某些情况下，龙骨和浅滩会发生碰撞，对此我们可以理解为是一个人在生活中遭遇到了危机。就像这次疫情，可以说是我们每个人都可能会遭

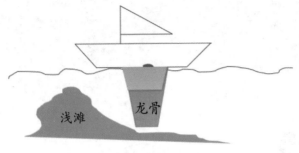

浅滩　　龙骨

压力－素质模型 1

遇的浅滩。浅滩的高度其实也是可高可低的。比如在武汉地区疫情严峻，这个浅滩相对其他地区更高，那么即便在武汉生活的个体自身的易感性很低，但依然也可能会陷入危机。我们同样可以用这个模型去理解另一个人，他并没有生活在疫区，也没有接触过任何新冠肺炎疑似病例，但是当他听到楼道里有人打喷嚏、咳嗽，也可能会非常担忧恐惧，陷入龙骨和浅滩发生碰撞的危机之中，这就是易感性高的表现。

　　总结一下，压力-素质模型主要涵盖了两个部分的因素，一是自身特质（龙骨），二是危机事件（浅滩）。

在生活中如何运用这个模型？

1.改变易感性（削短龙骨）

　　其实像遗传基因、神经可塑性等因素，我们也并不知道应该怎么去改变，可能有待科学家们去研究探索。我们也不能改写之前的人生，改变个人的某些特质（躯体疾病、年龄因素），也无法抹去曾经经历过的一些创伤事件。在生活中，总是会有压力，也会有很多限制。因此，我们需要学习认识和接纳自己。

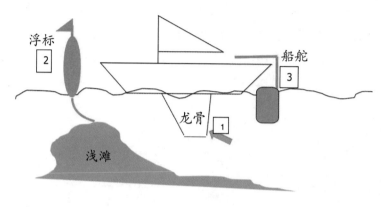

压力－素质模型 2

2. 找准浅滩

海面下的浅滩，我们无法直接看到。像疫情之初，我们不知道发生了什么，当明白过来时，危机已经发生了。但实际上浮标可以帮我们标识出浅滩在哪里，让我们知道哪个区域是危险的。浮标是浅滩的指示，是预警的标识。就像武汉封城，预警了全国各地的防控，提示我们浅滩在哪里。

3. 提升自控力（掌舵）

舵，可以让航船改变方向，象征着我们的自控力。我们对于自己的生活其实有一定的自控力。在疫情下，我们依然可以通过采取一些措施来增强自己对生活的掌控感，很多人在这个最长的假期里会选择读书、做美食、追剧、与家人在一起享受时光。因此，作为自己生活的船长，你是有这个舵的，是可以对生活做一些掌控的。

因此，当我们的航海图上标识了已知的浅滩，我们需要做的是调整航向，朝安全的地方行进，通过自我调节和应对，来挺过新冠肺炎疫情这个暂时的难关。

怎样不为"情"所困

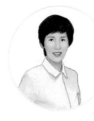

天津市安定医院心理门诊主任、主任医师
天津市心理卫生协会常务理事兼副秘书长

龙 鲸

当我们谈到为情所困的时候，头脑里马上就会想到这样的一句话——"问世间情为何物，直叫人生死相许"。这里所谈的情，却也有别样的滋味。

首先要跟大家说的是疫"情"，新冠肺炎疫情是我国目前正在发生的危机事件，给我们的生活带来非常多的变化。其次要谈一谈"情"境，您可能在武汉生活，可能在隔离病房里接受治疗，可能在隔离区接受隔离观察，可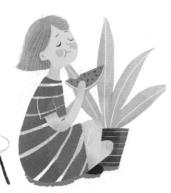能在居家隔离，可能在家复工，还有可能已经开始返回到工作岗位上，这些是我们当下所处的不同的情境。最后要谈一谈"情"绪，当我们被疫情所困，被情境所困，为情绪所扰时，我们将如何管理自己的情绪？

情绪并无好坏之分，只有功能性上的积极与消极之分。对功能有帮助的就是积极情绪，反之则为消极情绪。情绪也是会发展变化的，原本积极的情绪在过分扩大之后也会转变成消极情绪，所以控制情绪是非常重要的。

下面通过具体的案例来说明如何利用"情绪调节模型"来调控情绪。

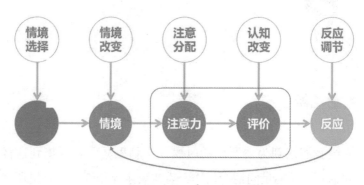

情绪调节模型

案例分享：有一位患有慢性躯体疾病的老太太，每当她听到有人在楼道里面咳嗽、打喷嚏，她在屋子里就会出现强烈的心惊肉跳的恐惧感，整日惶惶不可终日，觉得生活很郁闷，同时，她的身体状况也非常不稳定。

策略1：情境选择

通过采取某些行动，使自己处于更可能产生满意情绪的情境里。比如，对于此案例中的老太太来讲，家里相对安全，那么不出门的情况下就相对安心。

策略 2：情境改变

这里面所讲的情境特指外部的物理环境。在当前疫情下，在家里一直待着也不是长久之计。若身体不适要外出就医，则需要在做好防护的情况下，选择无发热门诊的定点医疗机构，避开风险更高的医院。此外，还可以选择互联网医院进行网上问诊、购药。

策略 3：注意分配

在既定的情境中，通过分配注意力来影响情绪也是一种调节方式。这包括两个主要的策略，一是注意力分散，二是注意力集中。注意力分散是指将注意力分散到与产生消极情绪无关的事情上去，比如看电视、包饺子。此外，还鼓励注意力转移或集中到与积极情绪体验相关的事情上。与积极情绪相关的事情能够更有效地分散注意力，如做美食、晒厨艺。人们会在烹饪中升腾幸福感、满足感，反之幸福感和满足感也会让人们更愿意投入到厨房工作中。

策略 4：认知改变

通过改变对所处的情境的评价，来调整这种想法的情绪意义，帮助自己改变看待情境的方式，改变接受能力，来应对情境。在此案例中，老太太反复去听、去确认楼道里的打喷嚏、咳嗽声，把事情灾难化了。考虑到目前的疫情，可以提醒自己说："这件事情是有风险的，但打喷嚏、咳嗽不都是因为新冠肺炎，我在家里是安全的。"

策略 5: 反应调节

比如通过深呼吸来调整个体心理反应。年轻的朋友可以通过做俯卧撑、原地高抬腿跳，调节自己的肾上腺素的分泌，降低它的分泌速度，使身体重新获得掌控感。

应用了这些策略之后，我们的身心会有一个全新的感受，同时，通过成功经验的不断累积，我们也会不断地获得新的幸福感。祝愿大家都可以平安度过疫情期，等风雨过后，重新起航，徜徉在生命之河。

如何处理复工路上动机冲突

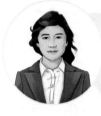

南开大学周恩来政府管理学院社会心
理学系教授、博士生导师
中国社会心理学会秘书长

管 健

问题：目前被困在老家，不敢回北京，担
心路上被传染病毒，可又有工作需要处理，
内心很着急，我该怎么办？

动机冲突，是同时产生两个或两个以上相互抵触的动机时产生的矛盾心理，所谓"鱼，我所欲也；熊掌，亦我所欲也。二者不可得兼"。想"鱼和熊掌兼得"，需要有效处理动机冲突。

目前我国各地疫情开始平稳，战"疫"进入可控阶段，企事业单位开始逐渐复工复产，有的朋友陷入趋避式动机冲突的两难。这是一种"正负冲突"，既有拉力又有阻力，拉力是急需复工复产的急切心态，阻力是担心回程路中交叉感染的恐慌。进退维谷，何去何从？

1. 全面了解信息，理性科学决策

复产复工听从安排，了解前往地区是何种风险级别。高风险地区目前"内防扩散，外防输出"，还在严格管控阶段，待疫情有效控制后方能有序复工复产。中风险地区已开始有序返岗，建议返岗途中错峰出行，降低人员密度，减少与他人的接触。低风险地区已全面恢复生产生活秩序，应按照当地要求加强个人防护，消除风险隐患。及时了解复工地各类信息，有效鉴别信息真伪，客观评估风险程度，科学理性做好决策。

2. 避免杞人忧天，防止过度反应

风险感知既包括对风险的不确定性感知，也包括对负面结果的严重性估计。有的人严防死守，但矫枉过正，一有风吹草动，马上惶惶不可终日，不仅夸大了风险的严重性，也出现过度的情绪反应，如过度焦虑、恐慌，甚至情绪障碍。返工途中，掌握科学的防护知识，接纳已有的负性情绪，认知负性情绪是可控和可遏制的。接纳恐慌情绪，不必与之为敌。负性情绪有如弹簧，你越压制它、控制它，它就越拼命反弹。与其和情绪"相爱相杀"，不如与之和谐相处，觉察它，感受它，接纳它，理解它。

3. 防范过度自信，避免侥幸心理

虽然疫情开始进入相对稳定阶段，但仍需谨慎，避免松懈和疏于防范。过度自信使人们进行判断或决策时容易出现认知偏差，个体往往对信息采集不够全面，或偏听偏信，或过度高估正性事件在自己身上发生的可能性。过度自信使人松懈而疏于防范，对潜在风险视而不见，听而不闻，我行我素，缺乏必要的风险认知。目前疫情处于攻坚阶段，切不可盲目乐观，个体依然要从严防控，主动配合。

4. 强化信任感知，寻求社会支持

面对风险事件，人在不确定情境下会做出依赖个人主观感受的风险评估。在当前的疫情下，我们国家展现了大国风范，反应迅速，资源公开，渠道畅通，信息准确。信任是恐慌的缓冲器，来自于对政府、医疗机构、社区民众的信任可以帮助我们积极思考，避免认知误区。

迟日江山丽，春风花草香。复工路上，不恐慌，莫逞强，让我们向着未来丽景出发吧。

战术篇

恐惧如何影响健康

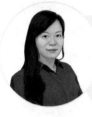

中山大学心理学系教授，心理健康教育咨询中心主任
教育部普通高等学校学生心理健康教育专家指导委员会委员

李 桦

> **问题：** 我看到不少专家都在说，过分恐惧会降低人的免疫力，劝大家注意调节好自己的心态。那么，是否存在科学依据可以证明，当一个人感到非常紧张、非常恐惧时，免疫力确实下降了，确实比正常的时候更容易得病？

一 恐惧是一种意识状态，也是一种内在感受

心理学与神经科学的研究发现，当大脑确定外部刺激构成威胁时，大脑会首先被普遍激活，进而对可能存在的威胁做出反应：恐惧和焦虑。研究发现，跟恐惧相关的脑区主要是边缘系统和边缘旁系统，包括杏仁核、下丘脑、前丘脑、扣带回、海马、眶额、前扣带、脑岛和脑干等。

当一个人感到恐惧的时候，身体内有两个系统会发生变化：一个是自主神经系统，交感神经过度活跃，会导致血压升高，同时会影响睡眠质量；另一个是荷尔蒙系统，在紧张和恐惧的状态下，压力荷尔蒙大量分泌，例如，产生的皮质醇可以加速代谢以提高免疫力。荷尔蒙系统分泌的这些物质可以帮助我们调节自主神经，重新回到平衡状态。但是过度的紧张、长时间的恐惧焦虑会导致交感神经活动过度活跃，压力荷尔蒙分泌过量，打破身体的平衡，引起各种各样的疾病。很多科学研究也证明，压力和负面情绪已经被证明会加重疾病。

恐惧对整体健康潜在的影响涉及了免疫系统、内分泌系统、自主神经系统以及睡眠等。恐惧对情绪健康的潜在影响包括了脱离自我、难以有爱的感觉、习得性无助、强迫思维等。长期恐惧对精神健康存在一些可能的潜在的危险，包括对环境或他人的怨恨、恐惧、困惑、厌恶、对他人失去信任、陷入绝望等。如果一个人长期处在恐惧中，身体内部的生理变化会使人体的免疫功能受到影响，比情绪平和的时候更容易生病。

 生命的平衡与弹性

我们可以从中国传统文化中寻找解决问题的方法。比如，《黄帝内经》对健康的定义是："阴平阳秘，精神乃治"，意思是阴阳要平衡，处于中道。《中庸》中说："喜怒哀乐之未发"，是说生命处于一种平衡与弹性的状态，

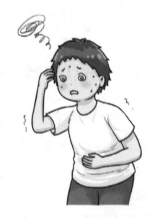

这种状态具有向各个方向转化的无限可能性，这称之为"中"。人们感受外界刺激的时候，有种种喜怒哀乐的变化，这是正常的，当刺激结束之后，个体应该重新调整恢复到"中"，也就是阴阳平衡的状态。长期滞留在恐惧中，丧失了其他变化的可能性和心理弹性，就会致病。

因此，面对突然发生的疫情，我们能做的，首先是面对和接受已经发生的事实，接受自身可能产生的恐惧和焦虑，并适度地加以表达；其次，尽量做好安全防护，尽可能地让自己的身心处在一个相对安全的环境中，开展积极的、有建设性的活动，增加安定与平和的力量；最后，保持和建立守望支持的人际交往关系，以坚定的信心和美好的希望，来养护我们的生机。

过分担心，胡思乱想怎么办

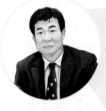

陕西师范大学心理学院教授
教育部高等学校心理学类专业教学指导委员会
副主任委员
中国心理学会前任理事长

游旭群

问题：过分担心自己及家人的身体状况，一旦身体出现不舒服就与新冠肺炎联系起来，我该如何克服这种胡思乱想？

疫情期间，很多人都会担心，甚至恐慌，害怕自己或家人患上了新冠肺炎，如果无新冠肺炎相关症状，又担心自己是无症状感染者，整天担惊受怕，无法正常工作和学习。

这是一种疑病心理。应对这种心理，最为重要的是，我们要最大程度接纳自己的这种焦虑和担心，明白这是一种面对重大危机时很多人都会有的心理应激反应，是一种提醒自己应对危机的信号，而不是因为自己的能力弱或心理素质差导致的。如果疑病心理过度，直接影响到我们的正常生活，建议在以下三个方面进行调节：

1. 学习权威的病毒学知识以提高控制感

疑病或恐慌是由于我们对于病毒的病理学、典型症状、诊断标准和防护手段等知识的储备不够，容易产生低控制感和低自我效能感。建议学习一些科学防护病毒的知识，充分认识自己及家人是可以通过有效防护手段进行防护的。

2. 进行积极的自我暗示

大家接触到各种来源的信息，身体一有点儿不舒服就不由自主地往新冠肺炎上想。疑病心理的出现很多都是消极自我暗示的结果。时不时给自己一些积极的自我暗示，如"身体稍有不舒服，是正常的反应，无须过分担心""新冠肺炎是可以医治的"等，能缓解我们的焦虑。

3. 合理安排自己的生活，生活尽量有规律

不要因为不上班或不上课就破坏生活的规律，生活规律的打破容易造成身体上的不适和心理上的烦躁。要把自己的生活尽量安排好，睡眠充足，饮食均衡，把自己的学习、工作与生活区分开，少看手机，将注意力转移到自己的学习、工作上来，让自己的生活有规律。

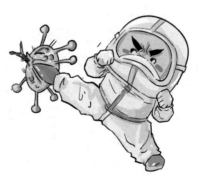

如何应对疑病心理

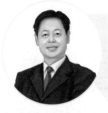

中国康复研究中心心理科主任、研究员
北京心理卫生协会副理事长
中国心理学会注册督导师

刘松怀

问题：身体有任何不适，就以为被传染了新冠肺炎，怎么办？

在当前新冠肺炎疫情形势下，我们身体上的不适，尤其是感冒都很可能让我们联想到自己是不是感染了新冠肺炎。新冠肺炎很强的传染性和目前尚无特效药治疗的特点，使我们在心理上感到恐慌，这实质上是人类为了更好地应对危险而产生的正常的心理应激反应。然而，对新冠肺炎疫情反应过度，不仅会造成心理上的持续痛苦，而且会影响到我们的正常的生活和学习。

那么，在新冠肺炎疫情期间身体出现了不适感，我们怎样才能摆脱总怀疑自己染上新冠肺炎而造成的恐慌呢？

我们先来认识一下恐惧情绪。恐惧情绪虽让人觉得难以面对，但它也有积极的一面。例如，婴儿恐惧时，往往会叫喊、哭泣，这样母亲就会安抚他，帮助他缓解或解除恐惧。当我们长大了，心理成熟度更高了，应对环境的能力增强了，最初的恐惧就会退居幕后，但当我们面对未知的危险情境时，恐惧情绪会自动冒出来提示我们，让我们更好地应对危险。当我们焦虑紧张或睡眠出现问题时，身体也常常出现不适感，比如头痛、心慌、憋气，有的人会出现与感冒类似的症状，这样的症状很容易让人联想到新冠肺炎，给我们带来恐慌。为了让我们在新冠肺炎疫情期间，心理、身体能更好地放松下来，下面我谈几点应对紧张和恐慌的方法。

1. 接纳自己的焦虑恐慌情绪

当我们感到焦虑和恐慌时，可以试着与这些情绪待在一起，体会情绪的强度、身体的感觉和脑海中的想法，并记录这些负面的想法或担心，然后去核查其与现实的符合程度，在接纳这些情绪的基础上，思考它们带给我们的积极意义。

2. 多做一些愉悦的事

给自己列出"我喜欢做的事"，可涵盖过去曾让自己感到愉悦的事情，比如看喜剧、听音乐、跳舞、练瑜伽、整理自己收藏的小物品等。尽可能投入地做这些会让我们感到身心愉悦的事情，你会发现原来头脑中的恐惧感，就不那么强烈了。

3. 多做身心自助放松练习

有效的身心自助放松练习不仅可以应对焦虑和恐慌情绪，还

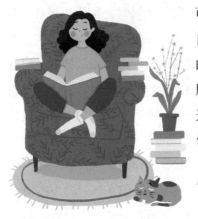

可以提升对情绪管理的掌控感。自助放松身心的方法很多，常用的有呼吸正念练习、身体扫描、腹式呼吸等。现在网上也有很多这样的免费放松音频或读物，我们可以跟着练习，自助放松。

4. 多做一些身体运动

大量研究表明，一定量的有氧运动不仅有助于增强人的心肺功能，而且可以缓解我们的焦虑和抑郁情绪。疫情期间建议大家在家中每天进行一定量的站立、体操、四肢拉伸、原地高抬腿等运动。

5. 适当倾诉

向信赖的人聊聊自己的担心和恐慌，也会降低和缓解我们的负性情绪。当你感到负性情绪难以承受时，不妨向比较信任的人进行倾诉，说出自己的害怕和恐慌，在说出的那一刻，你会发现恐慌情绪减轻了。如果没有合适的人倾诉，也可以寻求专业的帮助，疫情期间，公益的心理咨询热线很多，可以从专业角度帮助你应对恐慌，度过这样一个特殊时期。

希望上述方法能增强你的"心理免疫力"，帮助你应对害怕感染新冠肺炎带来的恐慌。当然，如果感觉身体不适的症状比较重，建议寻求专业医生线上咨询，必要时也可去医院排查一下。

如何克服绝望崩溃的情绪

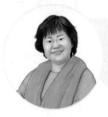

中国人民大学理学院副院长，心理学系主任，教授、博士生导师

胡 平

如何克服绝望崩溃的情绪？我的建议是：

1. 承认自己的担心、绝望、愤怒是一个特别正常的反应，每个人遇到这种情况都会产生这样的情绪反应，但是我们不能被这种情绪打趴下，良好的情绪是免疫力的第一重保障。

2. 要了解疾病的相关知识和治疗信息，对治疗和疗效保持乐观态度。无论是国家还是科研人员，都在全力以赴，所以暂时无法及时就医的问题会很快解决。现代科技发展很快，在临床上已经出现了很多有效的药物，所以对治疗要保持理性乐观的态度。

3. 要与医护人员保持沟通，积极配合治疗。治疗还是要靠医护人员，在理解医护人员工作压力的同时，要积极沟通，配合治疗。

4. 关注自身情绪状态，必要时寻求专业帮助。要有意识地关注自身的情绪状态，如果发现情绪出现较大波动，就要主动调节情绪。可以在条件允许时进行适度的运动，或者听音乐、读书，将脑中的想法和感受记录下来，也可以向他人倾诉。如果真的情绪低落、悲伤或恐慌，尽情地大哭一场也可以；也可以回想自己以往的类似经历及成功应对的方法，将其应用于当前环境。如果实在是无法自我调整，要及时求助于专业人士，可以使用心理咨询热线或网络咨询方法求助。

5. 保持与亲友的适度联系，获取社会支持。恐慌和焦虑可以向亲友表达出来，从而获取他人的支持和理解，增强面对疾病的信心。电话和网络是与他人保持联系的便捷途径。

6. 要以平和的心态面对所有的变化。无论哪一种变化，都会给人们带来或多或少的压力，这次疫情中全国人民都在相互帮助，要相信没有解决不了的问题。接纳自身发生的一切，以一种平和的态度正视变化，未来一定会正常和阳光起来。

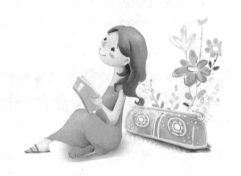

如何缓解对疫情的恐惧

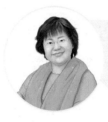

中国人民大学理学院副院长，心理学系主任，教授、博士生导师

胡 平

> **问题：** 面对疫情内心恐惧感很强，有时候会压抑到难以呼吸，有什么好的办法吗？

在新冠肺炎疫情暴发期间，不论是电视广播、新媒体，还是日常生活唠家常，都充斥着与疫情相关的大量信息，所以人们产生恐惧感是非常正常的。但是，恐惧情绪过强，会影响身心健康。因此，积极采取适当措施，安抚自己和家人的恐慌情绪是非常必要的。在此我们给出"7个心"的建议，希望大家在疫情期间能够平稳生活、积极应对。

1. 留心科学信息

客观、全面地收集相关信息，在正确信息指引下采取相应的防护措施。面对大量涌现的信息，需要保持头脑的清醒，相信主流媒体权威解读，切忌随便听信未经证实的信息。留心和关注专家学者们提供的防范措施和建议，明确当下应如何应对。这样就可以通过整合客观、科学、权威的信息来增加已知感，减少恐惧感。

2. 用心正确应对

对于媒体和专家学者给出的应对策略要用心实施。用心践行预防疾病和充实生活的措施。通过采取恰当正确的防护措施来增加踏实感，减少恐惧感。比如戴口罩、勤洗手等科学防护方式，要用心做到。

3. 宽心愉快生活

正确看待在家隔离和假期延长，理解隔离的必要性，尽力保持平和稳定，愉快生活。利用假期时间增进与家人的交流，通过互相关心和鼓励来增加亲密度，减少恐惧感。

4. 增强未来信心

客观地评估事态，用以往成功的经验激励自己的信心。和当年的"非典"一样，危机解除需要时间，如今全世界的科学家们跨国合作，共享成果。有这样积极正面的认识，能够让我们增加信心，减少恐惧感。要学习自我激励，相信未来一定能打败疫情，未来一切都如期望一样美好。

5. 传递彼此爱心

疫情期间人们需要用爱心去应对，对自己关爱，对他人关心。当你感到恐惧的时候，可以联系其他人，你也许会被他人的积极心态和快乐情绪所感染，你也许会发现他人也需要你的爱心和鼓励。通过传递爱心，增加人际互动，可以减少恐惧感。所以当你恐惧时，要说出来，寻求彼此帮助。

6. 关注自我内心

深呼吸和冥想都是自我放松的极好方法，可以有效缓解不安和恐惧。当你感觉到呼吸困难，感觉到心跳急迫时，找个安静的、不被人打扰的空间进行闭目深呼吸和冥想，尽量采用腹式呼吸，想象自己的紧张通过呼吸排出体外，感觉到自己的身体开始放松、柔软。我们要尽力关注内心，通过保持心理上的平静来减少恐惧感。

7. 寻求心理援助

必要时刻记得通过寻求心理援助的手段保护自己及家人的身心健康。一方面通过自身力量进行心理救助，比如按照上面所建议的去做；另一方面还可以通过外界力量寻求帮助，比如拨打心理辅导热线、寻求网络心理咨询。空闲的时候，也可以阅读相关的心理自助手册，增加自己对疾病及心理健康知识的理解，提高自己处理各种突发危机事件的能力。

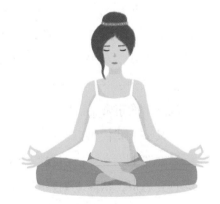

如何应对恐惧引发的生理反应

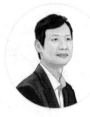

北京大学心理与认知科学学院副院长，临床与健康心理学系主任，研究员、博士生导师

刘兴华

> 问题：报纸上说新冠肺炎的传播途径并不十分确定，所以我不敢去任何地方。每天都在想关于新冠肺炎的事情，很紧张，偶尔还出现心慌、气短，我该怎么办呢？

在疫情影响下，我们的身心出现这样的反应是可以理解的。因为新冠肺炎极具传染性，对我们的生命和健康造成极大的威胁，所以我们会去关注相关信息，会出现担心和恐惧，哪里也不敢去，感到紧张，出现心慌、气短等，这些都是遭遇非常情境下的危险时的正常恐惧反应。

其实，我们每个人在生活中都可能体会到恐惧。比如，当我们走在路上，突然前面有一辆车对着我们疾驰而来，这时我们就会感到恐惧，从而立刻躲闪开。同时，我们往往会感到心慌、气短、手脚冰凉、肌肉紧张、浑身冒汗，很可能还会感到肠胃不适。这些反应都是正常的。

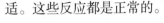

当面对危险的时候，我们的身体会快速反应，帮助我们做好战斗或逃跑的准备，从而保全我们的生命。这些反应包括心跳加快、血压升高、手脚冰凉、面色苍白（流向肢体末端和皮肤表面等的血量减少），这些都是为了保证大量的血液输送给骨骼肌肉，从而确保我们能快速而有力地反应。这时候，我们往往呼吸得更快更深，以给血液提供必要的氧气，所以我们有时会感觉到气短。

此外，我们的认知和感觉功能也会加强，此时我们变得更加警觉，更快速地思考，瞳孔扩大，听力变得更加敏锐，这是为了让我们能更好地认识环境。因此我们可能会感觉自己的状态与平时不一样了。进一步讲，当我们感觉到非常恐惧时，我们的消化功能会暂停，我们会感到肠胃不适、唾液减少（口干），会感觉恶心，或出现排便的情况。其实，所有这些反应都服务于做好战斗或者逃跑的准备，帮助我们应对危险。试想，如果我们因没有恐惧而不能立刻跳开，疾驰而来的车就很可能撞到我们。可以说，恐惧是人类不可缺少的适应性反应。

也就是说，虽然没有疾驰的车迎面而来，但是我们想到危险在眼前，只要感到恐惧，这些反应都会出现。

那么，面对恐惧我们可以做什么呢？有如下三个策略：

1.找家人、朋友讨论自己的担心和恐惧，这样可以了解别人的看法，帮助自己更客观地认识事物，从而可能更宽心一些。

2. 试着去接纳自己的情绪感受和生理反应，这些感受虽然不愉悦，但都是正常的反应。而且更重要的是，如果顺其自然，只要时间足够，我们就可以体会到它们会慢慢减弱降低。

3. 行为上，要减少用于缓解、控制这些情绪感受的过度行为，投入到当下的生活和工作上来。可以参考周边人的行为，来判断自己的行为是否过度，尤其是看自己过度的行为是否是为了缓解自己不舒服的感受，例如过于频繁刷手机查看疫情信息。如果是这样，就要有意减少这样的行为，把时间和精力投入到当下的生活和工作上来，做力所能及的事情来预防疾病，抗击疫情。

总之，接纳自己的恐慌，减少投入时间和精力去控制自己的恐慌感受的行为，关注当下的生活和工作，循序渐进地去做好防护，恢复生活常态，恐慌对我们的困扰自然就会越来越少。

如何克服过度的应激反应

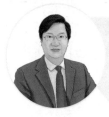

华中师范大学心理学院教授，社会心理研究中心主任
中国心理学会社会心理学专业委员会主任

佐 斌

问题：疫情期间一直在家，每次拿完东西先洗手，一天洗手十多次，每天量体温三次，还强迫周围人这样。我不在湖北，也没有接触史，不知道这样是不是因为过于紧张，但又控制不住，怎么办？

此次新冠肺炎疫情来势汹汹，民众会产生恐慌、焦虑、强迫症、疑病心理等一系列问题。极少数人在家中坐立不安，反复洗手，反复测量体温，反复查看网上的疫情信息，出现过度的压力应激反应。应激反应本来是一种由激素水平变化所导致的正常心理反应，但若过度担忧、紧张，则易陷入过度应激反应的困境。在此列出一些有专业心理学支撑的实用建议，帮助大家应对这类应激反应。

1. 获得权威的信息源，减少信息过载带来的心理负担

人们了解疫情进展的信息主要是通过网络，网络平台因其不确定性，时常充斥着没有经过验证的、误解的、虚假的信息，导致我们内心的恐慌和矛盾冲突。疫情期间，建议大家尽量控制自己每天接收有关信息的时间，一般不要超过一个小时，在睡前不宜过分关注相关信息。不道听途说，关注必要的信息，减少杂音。有关新型冠状病毒的知识与疫情的进展，都要以国家机构权威发布的为主，保持客观理性，做到心中有数，这样才能尽快免于恐惧。

2. 觉察负性情绪下的心理及行为活动，及时抽离与调整

疫情发生之后，不少人产生了各种各样的担忧，如"我要是感染了，家人怎么办""爸妈要是感染了，我也逃不掉"等。当意识到自己负性情绪下的心理及行为活动时，要及时停下来，从灾难化的思维中抽离出来，通过深呼吸和积极自我暗示的方法放松身心，稳定情绪。可以告诉自己："这会是一段很重要的经历"，"我不能让焦虑和恐惧占上风"，"不论将来如何，这一刻我仍然拥有健康，我可以继续努力生活"。

3. 采取积极的行为模式适应疫情中的生活，保持生活的稳定感

活动范围受到限制时，我们的行为模式也需要做出及时的调整来适应当下的生活。危机事件的发生会令人手忙脚乱，因此

让生活作息维持规律，是处理危机的必要条件。我们可以适当锻炼，运动可以帮助我们减少精神上的紧张，增加心血管机能，增加自我效能，提高自信心，降低沮丧感；也可以抓紧这个假期，和家人、朋友好好谈心，改善家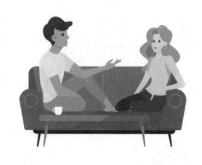庭关系，增进情感；还可以列一个有益的、能让自己愉快的事项清单，然后执行，例如写出你的想法或感受、玩一些不费脑力的小游戏、看以前没有时间看的书籍和电影、制定一个近期要完成的目标，将这段不能出门的时间变得更加有意义。

疫情已经逐步得到控制，我们相信这场战"疫"一定会取得成功。调整好心理状态，提高自我保护能力，人人尽责，是抵御疫情的最好防线。

如何在疫情中恢复心理平衡

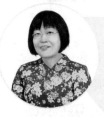

清华大学学生心理发展指导中心主任
中国心理卫生协会大学生心理咨询专业委员会主任委员
教育部普通高等学校学生心理健康教育专家指导委员会委员
中国心理学会注册督导师

李　焰

> **问题：**由于新冠肺炎疫情，我每天都处于极度紧张的状态中，不停地洗手，不停地摸自己的额头，担心自己会不会发烧了。我总觉得自己也许有心理疾病，该如何判断我自己是否心理异常呢？

这是处在新冠肺炎疫情期间很多人都存在的问题，是一种正常的心理应激反应。当人们意识到面临重大变化或威胁时，会无意识地产生一系列身心反应，即应激反应。在疫情期间，人们可能会出现如下应激反应：

1.情绪反应，如焦虑、愤怒、抑郁等。例如，有的人会因为对病毒在传染性和致死性上的未知而感到焦虑和恐惧，总会担心自己或旁人患上新冠肺炎，会苦恼不知道疫情什么时候是个头，不知道什么是自己能做的，不知所措，难以放松，甚至不能如常生活。

2. 认知反应，如注意力不集中、记忆力减退、负性思维增多、多疑等。例如，只关注和疫情相关的新闻，反复讨论推演疫情的危险性等，这种选择性注意又会进一步导致信息超负荷，满溢的压力感扑面而来。再如，总疑心自己可能被感染，对身体各种感觉格外关注，甚至将一般的身体不舒服与疫情联系起来。

3. 行为反应，如反复查看疫情消息、反复洗手、反复测体温、不断地囤积食物与口罩等用品、动作迟钝、逃避、人际冲突、饮酒吸烟、伤害自己或他人等。

4. 身体反应，如心慌气闷、易出汗、易疲倦、食欲下降、失眠、做噩梦、易从梦中惊醒、肌肉紧张、发抖、抽筋、身体疼痛、血压升高、女性生理周期紊乱等。

总而言之，上述身心反应均是正常人在疫情应激下（非正常处境中）的正常反应，这说明了我们对疫情的危险做好了身体与心理上的战斗或逃跑准备，所以请你不必过分恐慌。

在了解了自己的状态后，我们可以从以下几个方面入手进行适当调节，从而更好地帮助自己恢复心理平衡以度过危机：

1. 主动认识并接纳自己的各种心理或身体的反应与变化。

2. 反思自己是否有高估危险性灾难化结果、低估个人应对能力的思维。如果有的话，可以通过拓展思维视角的方式增加思维弹性。可通过锻炼，比如做一些室内运动，尝试合理宣泄情绪；或通过替代性消除的办法，比如在一张纸上先写下自己的烦恼和焦虑，然后将这张纸撕掉，来消除不良情绪。

3. 制定符合自身需求的行动计划，如作息安排、运动计划、娱乐安排、工作计划等，并落实行动。

4.积极与亲朋好友交流沟通，彼此支持陪伴。

危机，其实也是我们改变的契机！相信自己的内在力量与资源，重新获得对生活的自主控制，不仅能度过危机而且能实现更好的自我成长。

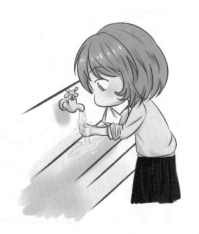

如何应对持续的紧张

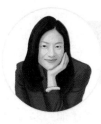

北京大学临床心理学博士
中国科学院心理研究所教授、硕士生导师

陈祉妍

问题：看现在的形势，新冠肺炎疫情不可能短时间内很快得到彻底的控制，危险一直存在，心情也就无法放松。如果情绪持续紧张，有什么好的缓解办法呢？

短暂的情绪紧张并不是问题，而是一种正常的反应，但是情绪持续紧张确实会影响健康。从疫情发生至今，我们很多人已经紧张了相当长的一段时间。伴随而来的恐惧、焦虑、懊恼、悔恨、抑郁等不良的情绪体验也在不断累积，而这些都会对我们的免疫力产生极为不利的影响。所以，面对新冠肺炎疫情，从心理学的角度，我建议大家想办法减少负性情绪，从而提高机体的免疫力。

具体而言，我们可以采用如下举措：

1. 接受自己的不良情绪，就好像对待自己的好朋友一样，要听自己说一说心里到底有什么不舒服，并详细地把自己的情绪状态表述出来。比如，我们可以这样表述紧张的感觉："我一听说新冠肺炎的传播会非常快，就很紧张，我担心自己得了病会传染给自己的妈妈，一旦妈妈传染上了，她可能就有生命危险，所以我很担心。"在这个时候，可以尽量把自己心里的各种不舒服的想法、感受全部说出来给自己听，不要去苦苦压抑自己的表达。

2. 深入地分析自己担心的事情是否可能发生、如何预防、如何应对。我们要了解自己担心的事情是否会发生，并寻找相关的资料发掘有效的预防措施和最佳的解决办法。我曾仔细研究了新冠肺炎的各种资料信息，包括小道消息，并把这些信息进行归类整理，比如哪些用于预防、哪些应对意外事件等。这样做，可以使我们心中有数，感到心安。例如，注意家里的清洁、勤洗手、定期消毒、避免去公共场所等，这些都是我们应该做的，如果做到了所有应该做的，其实就不会过分担心了，因为我们已经尽力做到最好的防护了。

3. 当紧张情绪持续一周左右时，自己需要做一些放松的活动。长时间的紧张会使自己的肌肉和大脑处于僵硬状态，不利于思考或休息，所以更应该注意适当地放松。我个人经常采用的放松方式有两个：一是与朋友聊天，二是晚上安静地散步。我总是微笑着聊天和散步，因为我知道这样的放松会带来明天的勃勃生机。

4. 建立和启动自己的支持系统。如果有些消息是影响自己情绪的，有些局面是自己无法理解的，我们要学会让身边的支持系统帮助自己。比如，我会询问在各行各业的朋友，"你们单位预防新冠肺炎有什么高招吗？"而后听取他们的意见和建议。在这样的沟通交流中，你就不会感觉自己在孤军奋战，而是互相支持、陪伴，这样就能大大缓解紧张的情绪。

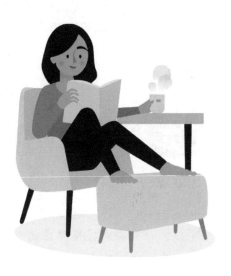

如何排解恐慌的负能量

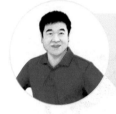

西北师范大学心理学院副院长，教授、
博士生导师

康廷虎

> **问题：** 每天面对疫情肆虐的新闻容易产生恐
> 慌情绪，该如何安抚自己和家人？心中堆积
> 很多负能量，如何进行排解？

　　在新冠肺炎疫情传播和蔓延的这段时间里，人们每天都可
能会面对各种各样的信息。人们在面对这些信息时，往往会依据
各自不同的经验，对其作出认知评价，并可能会由此引发恐慌情
绪。在疫情期间，很多人不得不采取居家的方式进行疫情防控，
这种恐慌的情绪很容易在家庭中蔓延，甚至导致家庭冲突事件的
发生。因此，积极采取措施，安抚自己和家人的恐慌情绪是非常
必要的。我们建议，大家在居家期间，应做到以下三点：

1. 关注信息来源渠道，避免消极信息侵扰

引导家人确定一些权威、科学、客观的信息来源，以获得真实有效的信息，避免自媒体时代一些非权威平台传播的消极信息甚至是恶意散布的谣言的侵扰。

2. 客观理性认知评价，避免消极演绎推理

引导家人用辩证的视角，客观认识所接触到的信息，及其可能具有的积极意义和消极意义，避免由绝对化、片面性的消极演绎推理而产生错误的消极预期结果，从而导致消极恐慌情绪。

3. 以身作则，避免生活混乱无序

在疫情面前，即使是在家庭中，也要有担当意识，要做到以身作则，积极扮演和发挥主心骨、榜样的作用，合理安排自己及家人的时间和生活，避免在各种信息的困扰下茫然无措，导致生活秩序混乱。

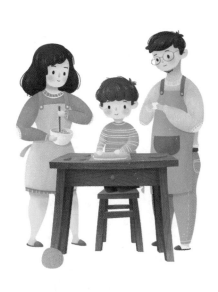

居家期间，人们容易由于各种信息的狂轰滥炸，导致心理负荷加重，心里充满负能量，这时候，非常需要家人之间积极开展交流，相互倾诉心声，叙说生活体验，彼此之间提供心理支持，比如共同阅读、亲子游戏、书写记述等；也要学会换位思考，主动从家人的角度认识和理解面对的问题，并提供解决对策与建议，帮助家人解决困难。此外，与家人一起学习一些缓解情绪压力的放松技巧，比如呼吸训练、运动训练等，也是非常有益的。

科学认知疫情，缓解担忧恐慌

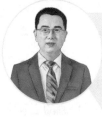

中山大学心理学系教授，心理健康教育咨询中心主任
教育部普通高等学校学生心理健康教育专家指导委员会委员

杨海波

春节到来之际，一场突如其来的新冠肺炎疫情迅速席卷全国，给很多人带来了紧张、焦虑和不安。2020年1月底，中国社会科学院调查表明，民众对疫情的情绪反应主要是负面的，表现为强烈的担忧（79.3%）、恐慌（40.1%）和愤怒（39.6%）等。

从心理学的角度看，担忧和恐慌的根本原因在于，个体对引起担忧和恐慌的突发事件了解不完整。担忧和恐慌这两种情绪有着显著的区别：担忧具有清晰的目标指向性，往往由外在事件引起，对特定的内容感到恐惧和无力；而恐慌通常由个体的内心事件引起，一般是对某个不确定、不清晰、不可辨识的危险的反应，没有特定的目标和内容，对未来感到不安、悲观、不可控和无法预测。

通常来讲，个体的心理加工包括认知、情绪和行为意向三个过程。在此次疫情中，人们表现出来的担忧以及恐慌，都建立在个体对相关事件的认知之上。具体来说，人们首先会通过电视、微博等渠道获取疫情信息，基于这些信息建立对此次疫情的认知，这种认知基本上是不全面的。基于这种不全面的认知，产生对疫情的态度和情绪体验。一般情况下，大多数人会产生消极的情绪体验，比如担忧、恐慌、焦虑等；然后基于自己对疫情的认识和当时的情绪，表现出相应的行为意向。因此可以看出，如果要先缓解担忧和恐慌，关键在于对疫情的科学认识。

然而，当前疫情相关信息铺天盖地，真假难辨。对于民众而言，主要关注的是疫情信息是否准确、疫情信息是否及时，一些所谓的小道消息是否可信等。对大多数人来说，面对如此多的信息，不知道该相信哪个。在这种情形下，个体感知到的是信息的不确定性，这在一定程度上加大了人们的认知偏差。为了消除这种认知偏差，民众需要从权威渠道和主流媒体获取疫情发展、变化的信息，主动忽略那些存在偏差甚至错误的信息。对于一些全国宏观层面的信息，可以通过诸如人民日报、国家卫健委等公信力高的主流媒体平台获取信息；对于一些区域疫情信息，可以从自己所在省、市、自治区的地方性官方信息平台获取。只有全方位获取了疫情的正确信息之后，才能构建起自己对疫情的认知和判断，从而有助于产生积极的情绪反应和行为意向，缓解个体的担忧和焦虑。

最后，民众还要科学地认识自身的特点。由于每个人的人格特质不同，对外界突发事件的心理加工模式也就不同，导致对危机事件的风险感知有所不同，最终产生不同的应对方式。正确认识自己相对稳定的认知、情绪和行为反应模式，认识自己的兴趣爱好、动机特点和身心健康水平，然后基于自我的真实情况，制定出符合自己特点的疫情应对模式，从而"知己知彼"，沉着应对。

如何让自己打起精神

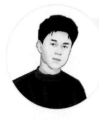

东北师范大学心理学院教授、博士生导师

盖笑松

> 问题：因为疫情而感到人生无常，感觉对生活失去信心，对一切失去兴趣，如何让自己打起精神？

2008年汶川地震的时候，就有青少年在咨询时说自己由此感到生命转瞬即逝，不想再刻苦学习了，应该赶紧去享乐。这次新冠肺炎疫情发生后，也有青少年产生了人生无常的感受。产生这种感受的原因在于死亡意识的唤起。这可能引发后继的消极或积极反应。

死亡概念是人们日常回避的禁忌话题。所以，多数人尤其是年轻人，平日里很少认真考虑"人终有一死"这个问题。多数人的生活，就像花果山里的猴群，关心的是眼前的喜怒哀乐事，而不是遥远的死亡问题。然而，当重大灾难事件发生时，死亡概念就会突兀而沉重地呈现在人们面前，令人不得不意识到死亡之必然性，尤其是意识到它的不可控性。这会给人带来焦虑体验，并令人想要通过后继反应来抵御这种焦虑。

消极的后继反应，主要表现为放弃长期目标（例如学业进

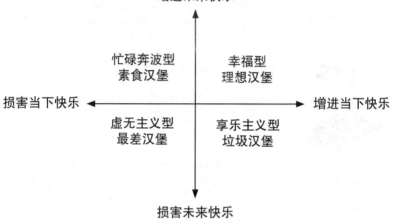

步和事业成功等）以及为之所需做的努力，开始转向短期目标的满足，例如及时行乐（进入图中汉堡模型的第四象限，即右下角的享乐主义型垃圾汉堡）。这种消极反应有着明显的缺陷。毕竟从概率上看，现代社会多数人的人均寿命能达到七八十岁甚至更久。如果只满足短期目标，会损害长远的利益。

积极的后继反应，则是因为死亡意识的成熟，而更加珍惜生命、热爱生活。热爱生活的最佳方式不是及时享乐，而是善于规划时间、利用时间，让自己的每一分钟都热忱地为有意义的长远目标而快乐奋斗（进入图中汉堡模型的第一象限，即右上角的幸福型理想汉堡）。所以，青少年可以把人生无常的感悟作为成长的起点，去反思自己的人生追求，探索如何去度过短暂然而却有意义的、绚烂美好的人生。

如何应对新冠肺炎疫情引起的失眠

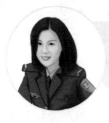

中国人民公安大学犯罪心理学博士
北京航空航天大学积极心理体验中心讲师

孙锦露

问题：我因为近来的新冠肺炎疫情而比较紧张，晚上不能及时入睡，又担心这样会降低身体免疫力，反而更睡不好，怎么办？

在新冠肺炎疫情的威胁尚未解除的情况下，许多人都会表现出一定程度的心理紧张，这属于正常现象。但是如果这种紧张持续时间过长、严重影响生活质量的话，就会引发一系列的压力反应。失眠就是其中一种常见的反应，长期的失眠对人体健康有着较大影响。

在疫情这种特定情境下的失眠，主要由我们对于疾病的紧张心理引起的。科学理性地认识新冠肺炎，有助于我们缓解紧张情绪。如果能够冷静地正视现实，全面了解疾病及防治的相关医学知识，看到新冠肺炎的治愈率并不太低，死亡率也不是很高，从而采取积极的态度和行为，减少出行，做好个人防护，紧张情绪就会得到缓解。

另一方面，我们要相信，短短几天的失眠并不可怕，可怕的是对失眠的过度关注。有些人躺在床上会反复确认"我睡着了没有，我睡着了没有……怎么还没睡着"，进行强迫性思维，或者担心"要是一晚上都睡不着，我的身体就完蛋了，免疫力下降，肯定更容易被感染"，出现灾难化思维，结果越是想睡着，心里就越紧张，越睡不着。我们需要采取平和、接纳的态度，做深呼吸练习，把注意力放在呼吸上面，仔细观察呼吸的一起一伏，让自己回到当下，重新获得掌控感，而不是被强迫性的思维和灾难化的思维所控制。当这两种思维出现时，要允许它们存在，同时让注意力重新回到呼吸上。做接纳情绪和思维的练习要有耐心，绵绵用力，久久为功，每天10—20分钟的练习，会有助于睡眠逐步恢复常态，终有一天，你会惊奇地发现，自己在练习的过程中，不知不觉就进入了梦乡。

此外，还可以采取下列一些措施来改善失眠：1.晚饭定时定量；2.减少白天卧床或休息的时间；3.养成良好的作息习惯，不熬夜，不赖床；4.适当增加运动，改善身体机能；5.睡前保持心情愉快和平静；6.睡前做些舒缓的放松活动或洗个热水澡；7.必要时在医生指导下适当服用相关药物。

睡眠质量差，该怎么办

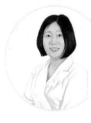

辽宁师范大学心理学院副院长，教授、博士生导师

刘 文

问题：疫情发生以后，我每天都做噩梦，睡眠质量差，该怎么办？

1.接纳改变，释放压力

新冠肺炎疫情持续，不断变化的各类信息和在家隔离无法外出等，对大家的心理造成了一定的影响。入睡困难、早醒、睡眠浅、做噩梦等睡眠问题也接踵而至。对于没有经历过重大的突发事件的青年人来说，这是很正常的。

面对这样的变化，首先要做的就是悦纳自我，接受自己在疫情期间情绪、行为上的改变。作为普通人的我们，在压力和应激状态下，难以保持良好睡眠，是一种很正常的现象，这是因为进化的本能让我们随时处于战斗或者逃跑的本能求生的状态。因此不必过分苛责自己，甚至怀疑自己患了某些心理疾病，试着为自己的本能留一些空间。

当接纳了自己的情绪后，身心就会放松下来。

2. 保证作息，持续赋能

疫情持续期间，虽然居家隔离，很少外出，但一定要保证作息时间的合理稳定，尽量建立起自己的生物钟。疫情当前，切忌"睡了醒，醒了睡"，给大脑造成"糊涂"状态。

如果有大段的"闲置"时间，不妨挑选一些自己喜欢做的事情占据空白。当身心充满了能量，坏情绪生存的空间就会逐渐减少。每天选择一个让自己愉悦、开心和有盼头的事项，如读完一个章节的小说、看完一部心仪已久的电影，这样每天都有新的能量持续被赋予。睡前也可以回想今天完成的小目标，沉淀感受，放空心情，带着成就与满足睡去。

居家办公的工作人员、上网课的学生要和公司或者老师的时间一致，制定好作息时间表。有规律的作息会使大脑形成动力定型，到时间就会有困意了。

3. 营造环境，适当正念练习，愉悦睡眠

疫情当前，面对每天糟糕的睡眠，可以适当地为无聊的生活增添一些仪式感。睡前洗个热水澡，喝杯热牛奶，为自己营造适合睡眠的环境，不要带手机进入卧室，听听舒缓的古典音乐，使大脑皮层由兴奋渐入抑制状态，进而达到助眠的效果。

切记不要在睡前讨论疫情信息，或者其他让你感觉到有压力

的话题，尽量让自己的心态保持平和、放松。可以进行正念练习或者冥想。如果在床上躺了超过30分钟还没有入睡，也不要强迫自己，不妨起床看看书、做做手工，去客厅做些轻松、不扰民的事情，等到困意来袭再睡。

4. 关注积极信息，加强身体锻炼，适当求助

努力降低焦虑程度也是改善睡眠质量的重中之重。要保证每日输入的疫情消息不会占据大部分时间，减少负面信息的接触，多关注积极信息。

梦是白天信息在大脑中适当的反映，我们多关注疫情的好消息，增强信心，就会减少噩梦，提升睡眠质量。疫情期间大家也要保证日间活动量，只有身体动起来，大脑才会分泌帮助我们感到幸福和愉悦的化学物质，进一步降低焦虑感，睡眠会更好。

现在各种体育锻炼的视频很多，大家可以选择类似八段锦、瑜伽、太极等适合居家进行的体育锻炼活动坚持下来。也可以连续两天进行有氧运动，休息一天，再继续这样的节奏，进行有一定强度的体育运动。当体育运动量达到一定程度时，睡眠质量就会提升。

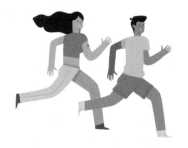

当被坏情绪裹挟时，也不要憋在心里，与家人朋友诉说内心的感受是释放压力的良方。如果内心苦闷无法释怀，或是长期被睡眠问题困扰，一定要积极寻找专业的心理援助。

喝酒是否有助于放松

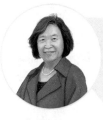

医学博士
浙江大学心理学教授，心理健康教育与咨询中心主任
中国心理学会注册督导师

朱婉儿

> **问题：** 现在新冠肺炎疫情还没有被彻底控制，我觉得紧张、浑身难受。我发现喝酒后感觉好些，请问喝酒是不是放松的好方法呢？

你能觉察到自身的状态——发现自己觉得紧张，浑身难受，并且找到了一个能让自己感觉好些的方法——喝酒。你问喝酒是不是放松的好方法，在我看来喝酒确实有可能让人放松，但不是一种可以经常用的好方法。理由如下：

首先，我想先聊一聊，人为什么会感觉紧张。随着物种的进化，有机体的构造变得越来越智慧。人体的感觉和行为主要由大脑以及神经系统进行控制和调节。在神经系统中存在着作用完全不同的两种神经——交感神经和副交感神经。

交感神经兴奋时会出现心跳加快、血压升高、呼吸急促、全身肌肉紧张、注意力高度集中等生理反应，其目的是让人做好战斗的准备，把所有的精力都投入到当前的主要压力事件中，这种压力事件在日常生活中包括考试、上台发言、在最后期限赶任务，或者跟人发生冲突等。压力事件还包括突如其来的灾难，譬如当前的新冠肺炎疫情还没有被彻底控制的情境。所以，在这样的背景下，你觉得紧张、浑身难受，是一种非常正常的现象。

那么副交感神经的作用是什么呢？它是用来平衡交感神经的。副交感神经兴奋时会出现心跳减慢、呼吸平缓、全身肌肉放松等生理反应，让人产生舒适感。当压力事件在可控范围时，交感和副交感神经会自动地、有张有弛地工作。而当压力事件变得不可控时，交感神经会持续性地兴奋，让人产生明显的紧张、浑身难受等感觉。

其次，我想聊一聊怎么才能让自己变得放松。确实，很多人在喝酒的时候都会体验到放松，那是因为酒精中有一种特殊的物质，它可以和存在于大脑"快乐中枢"中的多巴胺受体结合，这样就可以让人暂时忘却烦恼，出现轻松愉悦的感觉。大脑中的"快乐中枢"被激活给人的感觉是非常棒的，会让人不顾一切地去追求这种感觉，酒精成瘾行为大多就是因为这个原理。说到这里，我们就明白了，喝酒所引发的轻松愉悦，是暂时的，是自我麻痹的，是有成瘾风险的！

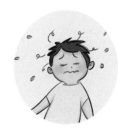

在此，我特别建议你再去尝试一下，当你感觉到紧张时，除了喝酒，是否还可以找到别的方法来减轻压力。第一，学会带着问题生活，接纳这种紧张的感觉会让它得到缓解；第二，对紧张

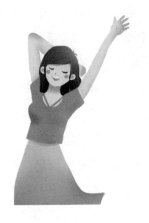

感重新赋予意义，例如紧张是调动身体资源应对压力事件的自动反应，它让我们高效能地做出战斗或者逃跑的决定；第三，可以通过运动、找人聊天、做一些自己觉得有意义的事情来缓解压力。建议你尝试一下上述方法，祝愿你能够找到一种更加健康、适合于你的放松方法。

运动缓解心理紧张

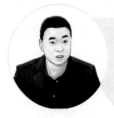

北京大学人格与社会心理学博士
教育部普通高等学校学生心理健康教育专家
指导委员会委员

刘海骅

> 问题：现在很多人都在进行体育锻炼。运动除了能增强体质、增强抵抗力外，据说还能缓解心理紧张，是真的吗？

心理紧张是一种应激反应，它促使我们做出战斗或者逃跑的行为反应，是人类在众多刺激与威胁中得以生存的防御机制。人们常说："生命在于运动"，运动能促进肌肉和神经元的恢复过程。它不但使我们的身体和大脑更强健、更具复原力，还使我们的才思更加敏捷、更勇于应对挑战，适应能力更强。具体来讲，运动对心理能力建设的功能有以下几种：

1. 释放过剩能量：运动使心跳加快、肌肉充血、血压升高，运动有助于释放能量，缓解压力。

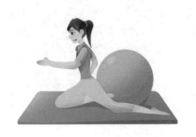

2. 让大脑聚焦：运动让你的大脑聚焦于自身，给你与自己对话的机会，不再思绪纷扰。

3. 帮你提高自信：运动时对身体的控制让你恢复对自己的控制感，对运动挑战的克服帮你提高自信。

4. 提高睡眠质量：运动后带来的机体疲劳和放松能让你睡眠更香，从而走出压力导致更大压力的恶性循环。

5.促进人际交往：坚持运动不仅让我们自身参与其中，还能保持人际联络，结识新的朋友。通过运动形成的社交活动，对提升并保持积极情绪起到了重要作用。

我们都知道，想要让肌肉变得更加强壮，我们需要给肌肉一定的压力，不断去使用它，再让它恢复，肌肉就会在这种"压力—恢复"的动态变化中逐渐提升其韧性和强度。运动对于心理压力耐受性的促进也是如此，适度的运动可以激活神经元内在的修复和恢复机制，使神经元细胞变得更健康、更抗压。

运动减压的神经生物学原理是怎样的呢？简单来讲，运动可以增加体内的内啡肽、血清素、去甲肾上腺素和多巴胺，这些都是传递思维和情感的重要神经递质，使参与运动的人情绪愉快。近年来，心脏病学家又发现一种促进心肌健康的心钠素（ANP），它可以缓解身体的应激反应。在运动期间，心钠素会随心率的增加而增加。

最后，要提醒大家的是，运动减压也有重要的注意事项：心脏无法同时承受剧烈运动和强烈的情绪，带着愤怒或者伤心的心情参加剧烈运动，在一小时内心脏病发作的概率是原来的三倍。

对于有血栓或者动脉粥样硬化的人来说，更不可在情绪不佳时冒险进行剧烈运动。因此，对于有心血管等慢性疾病的人来说，当情绪异常低落或者高亢的时候，都不应进行剧烈的运动，可以选择一些平静、缓和的运动项目，例如瑜伽、太极拳、慢跑、散步等。让运动真正成为我们缓解情绪、应对压力的一剂良药吧。

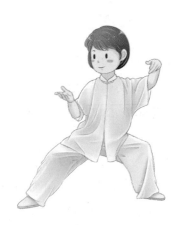

适当关注，适度共情

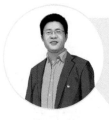

北京大学心理学博士
中国浦东干部学院教务部教学计划处处长
上海市形势政策教育研究会副会长

任 真

问题：为什么最近看到一些与我不相关，而且也并不催人泪下的新闻会感到很沮丧，会流眼泪？面对网络那头的学生，有时候也是心里酸酸的。我是不是心理出问题了？

新冠肺炎疫情作为一个重大的压力事件，容易导致个体产生紧张、焦虑、愤怒、抑郁等情绪反应。正如古人所言"感时花溅泪，恨别鸟惊心"，很多疫情的新闻不仅是在传播新近信息，而且包含大量的情感因素，这些新闻容易触发人们的同理心，让善良的你产生"共情"反应。当不良的情绪积累到一定程度，此时即使是一个微弱的刺激，也会导致你产生莫名的沮丧、低落或悲伤情绪。疫情发展到今天的几个月时间，个体的情绪往往经历了从不安、焦虑，到愤怒、抑郁，再到释然的情感起伏。根据情绪

ABC理论，疫情本身并不直接导致不良情绪，基于疫情的不合理的认知和信念才会给我们带来情绪困扰。

那么，如何应对疫情信息的认知过载，更好地调节自己的情绪呢？

1. 适度关注，减少"刷屏"

当前，我们都有很多信息来源，从电视到电台，从微信到微博，从头条到B站、抖音，也许你的信息来源渠道已相对固定，但更应该固定的是"刷屏"时间。尽管有宅在家里的无奈，但在睡前一小时应该不要再让疫情信息的澎湃海浪冲刷自己的大脑。而且，多看权威渠道的新闻报道，树立正确的认知和信念，会更有助于我们培养积极情绪。

2. 正确看待，自然接纳

"云开雾散终有时，守得清心待月明。"疫情信息带来的消极情绪是个体的正常反应，就像看了感人的电影而哭泣，哭过之后自然云开雾散。你若同理心强，可能会产生更强的共情，因此要学会接纳自己的情绪反应。比如，观看牺牲在抗疫一线的白衣天使夏思思的事迹视频，确实让人热泪盈眶。适度的共情能够让我们更加坚定战胜疫情的决心。

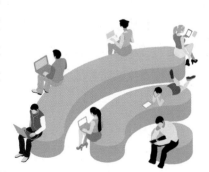

3. 主动倾诉，积极放松

虽然疫情期间出行受限、社

交减少，但我们仍要加强与亲人和朋友的联系，主动分享自己的感受，因为许多情绪是共通的。同时，还可以通过听音乐、深呼吸、勤锻炼等方法来积极放松自己，健康的生活方式是提高免疫力的最好方法。

4. 贡献力量，努力升华

"岂曰无衣？与子同袍。"亲社会行为能够提升我们的幸福感，并能改善我们的焦虑、抑郁等消极情绪。我们可以尝试去做社区志愿者，或者参与捐助，努力让我们的情感得到升华，使其转变为战胜疫情的有力武器。我们要意识到：无论复工复学，还是安心宅家，都是在做贡献！我们要把更多精力投入当前和今后的工作或学习，相信我们的国家和社会在战胜疫情之后会越来越好。

人与人之间有个体差异，就像有人更容易感冒一样，抑郁也是如此。在新冠肺炎疫情之下，轻微的抑郁就像心灵的感冒，你可以泰然处之。当然，如果焦虑和抑郁情绪影响到了正常的生活，就要积极寻求专业人士帮助。

其实，当前每个人都在参与战"疫"，疫情防控的心理战可能要打到疫情结束后的三个月左右。让我们主动加强心理调适，适时寻求专业帮助，给自己戴上"心灵口罩"，坚决打赢这场新冠肺炎疫情防控战。

如何应对信息过载

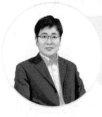

北京师范大学心理学院发展与教育心理学博士
国家二级心理咨询师

宋振韶

> 问题：关于疫情的消息，想不看、不听都不行，我会受到很大的影响，情绪经常随着消息而变化。请问，这些消息听还是不听，信还是不信？怎么对待这些消息呢？

心理学研究发现，人的情绪、想法、行为之间相互影响。比如，你看到一条关于新冠肺炎的消息说某种身体表现是症状之一，于是你会产生一个想法：我是不是感染了新冠肺炎。当头脑里有这个想法的时候，你就会感觉到害怕甚至恐惧；害怕、恐惧的情绪反过来又会强化你原有的想法。此外"我是不是感染了新冠肺炎"的想法还会影响行为，比如，频繁上网查新冠肺炎的症状，不停地刷手机，跟朋友打电话倾诉，查询治疗的药物等。当然，这些行为又会强化原有的想法以及感受。这就是人受到外界消息影响之后发生的心理与行为的变化过程。

当外界消息满天飞的时候，我们就更容易受到影响。一方面，容易信息过载。当人类社会进入信息时代之后，每天接受的信息快速增长，我们的认知负荷越来越重。那么信息过载会对人们带来哪些影响呢？有人总结了10种信息过载的表现：血压升高；情绪低落或精力减退；决策能力下降；注意力难以集中；视力受损；创造力下降；有查看手机的强烈冲动；失眠；多梦；疲惫。另一方面，长期浸泡在负面信息中，还容易产生间接伤害。关注疫情是我们寻求安全感的一种行为，这可以理解。但是，关于疫情的谣言、悲剧、戾气、煽情的各种消极负面信息，会让人的情绪受到传染。长时间地沉浸在负面情绪中，会损害个体的免疫系统，从而产生间接伤害。

因为新冠肺炎是一种新发现的疾病，在没有彻底认清这种疾病的病毒来源、作用机理、特效药物的时候，关于这种疾病的信息就会不断发生变化。在这个过程中，一些虚假或不实信息也会充斥其中。

那么面对这些满天飞的信息我们应该如何应对呢？我们可以从三个方面来调整自己。

1. 学会设定时间限制。例如每天关注新冠肺炎的时间不超过半个小时，与此同时积极调整自己的行为，制定新的学习、作息时间表，让自己的生活充实起来。减少信息摄取、规律生活可以提高自己的掌控感，而事实上掌控感是人的基本心理需求之一。

2. 听到任何消息，要学会批判式思维，不要全盘接受或全盘认同。关于应对外界信息，《吕氏春秋》上有很好的表述，"夫得言不可以不察，数传而白为黑，黑为白"。所以，看到、听到任何消息，要学会去思考判断，不要谈虎色变，也不要以讹传讹，我们要让"谣言止于智者"。

3. 每天留给自己10分钟到20分钟的时间，关注自己的内心，与自己交谈。如今，社会发展太快，人们每天都像陀螺一样不停地旋转，没有喘息的时间，心灵追赶不上身体。如果每天能够按下暂停键，和自己的心灵对话，久久为功，就能够获得心灵的平静。

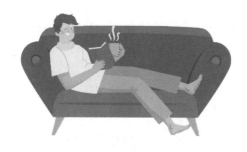

如何消除歧视感

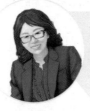

北京大学心理与认知科学学院教授、博士生导师
中国心理学会行为与健康专业委员会（筹）主任
委员

甘怡群

问题：有师生对湖北人特别是武汉人产生排斥心理，在外地的武汉师生则感受到强烈的被歧视感，这种问题如何解决？

中国民众，尤其是湖北人，在近期的新冠肺炎疫情中经历了不同程度的与传染病相关的污名化。

污名化在心理学上指一个群体将消极特征强加在另一个群体之上的动态过程，它是群体的负面特征的刻板印象化。这并不是第一次对疫区的污名化，1994年在印度暴发的鼠疫疫情也证明了污名化的潜在影响。自我污名化，就是一个人认同了公众对这个群体的偏见，真的认为自己具有某些消极的特点。

污名化与污名的归因具有一定的关联。例如人们认为不可以原谅一个食用野味和拒绝自我隔离的感染患者，所以武汉患者通常比其他患者更能受到污名化的影响，但这种情况下那些大多数从未食用野味并且自觉隔离的人，会感到自己受到了不公正的指责与歧视。所以，污名化主要是来源于归因偏差。

1. 我们可以做什么？

最近发生的污名化现象并不独特，近三十年来，在传染病暴发的公众心理反应中，污名化是普遍存在的。这来源于人们的归因偏差，公众可能错误地认为某些人需要对传染病传播负责。近来，对地域污名化的认识和讨论已经在媒体展开，通过这些讨论，人们会逐渐意识到自己的非理性行为，做到把隔离和污名化有效地区分开来。

2. 被隔离人群可以做什么？

研究表明，个体因素如高心理弹性，社会因素如家庭和社区支持、对医院和政府的信任，能有效地降低感染者和被污名化个体的恐慌、焦虑、躯体化、抑郁等消极心理后果。增加对疾病的知识，提高健康素养，有助于减少自我污名化。对于被隔离人群来说，虽然在隔离期，也要规划好自己的生活，如与家人、朋友进行视频或语音交流。虚度时光会让我们更容易有受害者的感受，调节自身状态，让隔离期的生活更充实，我们就重新获得了掌控感。

3. 心理学工作者可以做什么？

这次疫情中的污名化和自我污名化者，需要社会和心理健康

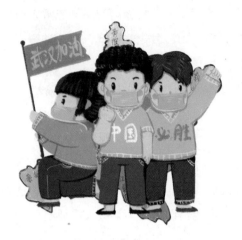

　　工作者的高度关注。在"健康中国"语境下，在电子健康社区中寻求心理援助方案不仅具有必要性，而且也具有现实可能性。

如何应对偏见歧视

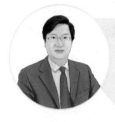

华中师范大学心理学院教授，社会心理研究中心主任
中国心理学会社会心理学专业委员会主任

佐　斌

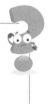

问题：我在北京工作，老家在武汉，回武汉过春节，目前回不了北京，日后回京会不会受歧视？

新冠肺炎疫情暴发后，一些到过武汉的人受到不平等的待遇，这也引发了其他和武汉人有过接触的朋友的顾虑，担心自己也会受到偏见和歧视。那么，如果受到歧视，该如何应对呢？下面将给出一些实用性建议：

1. 换位思考，调整心态

个体遭受歧视，内心必然不好过，但是，抱着受害者的心态无益于消解歧视。尝试站在对方的角度看待问题，理解偏见和歧视背后的原因，能帮助我们回归冷静，坦然面对生活。新型冠状病毒作为一种新型病毒首先在武汉发现，并且在人与人之间传播。出于对死亡的恐惧本能，人们会下意识地认为在武汉的人容易被传染，甚至将他们等同于新冠病毒感染者，这一贴标签的过程有助于快速分析问题，也使人们的愤怒、恐惧情绪得以寄托，获得心理上的安全感。尽管这种想法不合理，使得污名群体遭受不平等对待。但试想一下，如果一件事可能危及你的生命，而你对此无能为力，你会作何反应？认识到这一点，内心或许能平和一些。

2.心存善意，多些包容

排斥武汉人的毕竟是少数，全国人民都在以不同的方式，为武汉抗击疫情贡献一份力量，传递出人性的温暖与善良。同理，故意隐瞒病情离开武汉的人毕竟是少数，那些最初离开武汉的人像你我一样，只是想回到家乡同亲人团聚，对病毒并不知情，更没有害人之心。显然，如果因为少数人不负责任的行为，而给外省人贴上"自私""不友善"的标签，同样是一种不负责任的表现。我们要相信，善良的人占多数。不过，需要注意的是，我们心存善念，但不应要求别人像我们一样。毕竟，我们无法控制别人的想法，去要求别人不歧视自己。善良和温暖是我们的选择，我们要心存善念，对别人多一点儿包容。

3.理性判断，积极应对

疫情终会过去。疫情过后，有些武汉人或者由武汉返程的朋友或许会受到"特殊"对待，感觉受到歧视。需要明晰的是，这究竟是你对他人言行的过度解读，还是确实遭受了不平等对待。

很多从武汉回来的朋友担心自己受歧视，对此非常敏感，将别人的普通行为解读成了对自己的不友善。遇到这种情况，需要转变自己的思维模式，适当转移注意力，比如培养一些爱好，或做一些让自己感到愉悦的事，让生活充实起来，摆脱内心的疑虑。如果有朋友确实因新冠肺炎疫情在工作和生活中受到歧视，要注意保留好证据，并向当地相关部门寻求帮助，勇敢地维护自身的合法权益。

疫情正在被有效控制，我们一定会打赢这场战役。我们在做好自身防控的同时，也要调整好自己的心态，迎接美好明天的到来。

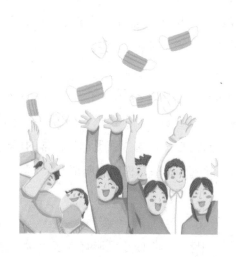

如何克服后悔和自责心理

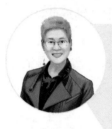

首都师范大学教授

中国心理学会注册督导师

教育部普通高等学校学生心理健康教育专家指导委员会委员

北京高教学会心理咨询研究会名誉会长

蔺桂瑞

> **问题：** 因为好心帮忙，无意中接触到了新冠肺炎疑似感染者，被单位隔离，心里想不通，而且因此闹得家庭关系紧张，这是我的错吗？

因为好心帮忙，无意中接触到了新冠肺炎疑似感染者，被单位隔离，为此还引起家庭关系紧张。在这种情况下感到很不平衡，焦虑不安，有些难过，这些感受都是正常的反应。在这里我想跟你分享三个问题，希望对你能有所帮助。

1. "我怎么了？"

从你的提问中感受到你内心可能有许多矛盾、复杂的情绪和想法，不知以下论述是否与你相符：

（1）由感到不公平引发的愤怒。为什么我好心去帮助人，却无意中遇到了新冠肺炎疑似感染者，那本不是我的错，而我却被怀疑，被隔离，甚至还遭到家人的误解？

（2）由以上的愤怒产生的不被接纳的委屈。

（3）被隔离后感到受限制，让你失去了自己往日生活的自由，会引发一定的焦虑感。

（4）对自己有可能被感染的恐惧感。因为接触了新冠肺炎疑似感染者，那么自己有被感染的可能性，而万一被感染，甚至会危及生命。也许你此刻在意识层面还没想到这些，但是媒体报道的大量感染病例，以及死亡人数的攀升，对你的内心会形成巨大的冲击，会使你在潜意识中产生对疾病、对死亡的恐惧。

（5）因为被隔离，不能与亲人团聚，感到内心很孤独。

（6）你可能会责备自己因为去帮了别人，才导致这一切的发生。在自责情绪的影响下，你可能会产生一些想法，例如：他人应该理解我，不应该误解我；我没有症状，不应该被隔离；我帮助别人是不是错了；人与人之间是不是没有爱和真诚可言；生活是否还有希望。所有这些想法加起来，又会让你对自己产生怀疑：我这个人是否足够善良；别人是否能够接纳我；我是否值得被信任，被爱？

以上各种情绪、想法纠结缠

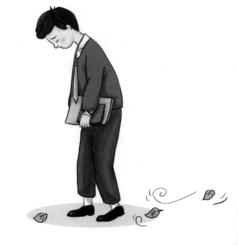

绕，扰乱了你的心态。那么你该做的就是去了解自己的内心发生了什么，与此同时承认和接纳自己在遭遇非常情境时的这些正常的情绪、想法。

2. "我是谁？"

危机事件让你对自己的认识产生了怀疑。但实际上你的助人举动和复杂的思绪都体现着你的积极品质。

首先你是一个非常善良、有爱心的人。你主动帮助他人，你惦记着家人，你爱他们。你的恐惧是因为希望自己和家人都能健康、安全、自由。此外，你能主动求助，是你希望尽快调整自己的心态。你既信任他人，又渴求改变。

当你能重新确认自己以后，你就会把病毒和你这个人区分开来。病毒是有害的，而和你这个人无关，所以这不是你的错。当你接纳了自己之后，即使别人对你有误解，你也不必否定自己。

当你洞察到这一点之后，你会明白，14天的隔离是为了保护你和家人的健康和安全，而家人的抱怨背后也是对你健康、安全的关心，是想与你在一起的那份渴望。短暂的空间隔离，并不能隔断你和家人之间的爱。

3. "我可以做什么？"

明确了上面两点，你就可以运用冥想、调整呼吸等方法调整自己的焦虑；可以学习一些预防病毒感染的知识，增强自身免疫力，做好防护；可以运用网络跟家人、朋友进行沟通交流；可以利用14天自己独处的时间做平日想做而没能做的事，例如看书、看电视剧以及写作；也可以静下心来思考这场疫情给你带来的人生启迪，包括如何对待健康、家庭、生活等问题。总之，转换视角，你就可以把这14天过成个人自我保护、自我成长的14天。

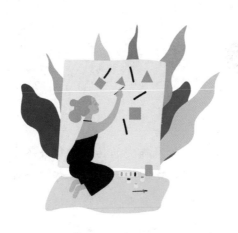

因疫情而过度焦虑怎么办

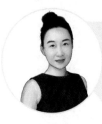

临床心理学博士
中国科学院心理研究所副教授
中央国家机关职工心理健康咨询中心副主任

黄 峥

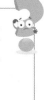

问题：报纸上说新冠肺炎的传播途径并不十分确定，所以我不敢去任何地方。每天都在想关于新冠肺炎疫情的事情，很紧张，偶尔还出现心慌、气短，我该怎么办呢？

由疫情引起的焦虑和恐惧，是自我保护意义下的本能反应。当人面临危险时，恐惧的情绪让交感神经系统活跃，心跳加快、呼吸急促、肌肉紧张有力、大脑加工速度和肢体反应速度都加快，对危险因素更为警觉，使人能更好地应对威胁、保存生命。焦虑的情绪不仅仅针对当下，还针对未来可能出现的风险因素。"未雨绸缪"就是一种适度焦虑所导致的适应性行为，可以帮助我们对未来的风险提前做好准备。

但是如果过度恐惧和焦虑，我们对危险的现实认识和判断力就下降了，并做出很多过度反应，比如强迫症的过度清洁、过度检查、过度思虑和思想上的反刍，都是与现实不符的过高焦虑水平所导致的不适应行为。

过度的焦虑和恐惧还会导致我们对自己的生理反应也变得敏感，使得我们更警觉地关注本来已经因紧张而产生的心跳和呼吸变化。特别是当我们担心身体出问题的时候，任何微小的身体变化和不适都被警觉的系统敏感地捕捉到，而进一步加剧紧张和焦虑。紧张和焦虑又更加刺激负责警觉的交感神经系统活跃，从而心跳更快、呼吸更急促，如此形成恶性循环。这就是为什么有疑病倾向的人可能越紧张越觉得自己身体出了问题。

面对上述情况，您可以尝试通过以下几种方法来缓解：

1. 避免疫情信息过载

心理学研究表明，在危机事件中过量的信息刺激会成为一种应激源，导致一些人受到间接的心理创伤，出现应激反应。因此，建议您减少对疫情相关信息的过度追踪。可以给自己规定，每天只花60分钟以内的时间，从官方途径了解与疫情相关的必要信息，避免不停地刷新闻、微博、朋友圈、公众号等，也减少接收真伪不明的信息的机会。

2. 适度转移注意力

您平时喜欢的活动和娱乐可以有效地转移您对疫情的注意力，比如听音乐、读书、看电影、追剧、做美食、画画、做模型、做手工、打电话聊天。每个人都有自己专属的爱好，列一下您自己专属的爱好清单，把它贴在方便看到的地方。当下一次您

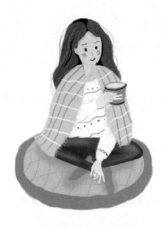

感到心慌、气短或被担忧占据大脑时，可以很容易对自己有一个外在提醒，放下焦虑，立即开始去做喜欢的事情。如果这些活动都不奏效的话，您还可以尝试比较特殊的一些做法，比如在头脑中随便想一个数字，然后做连续减7；或是通过感官刺激法，比如在特别焦虑或特别郁闷时嚼一颗花椒。这听起来可能有点奇怪，不过说实话，如果您真的去尝试了，就会知道没有什么情绪是不能被转移的。

3. 保持身体和心灵的锻炼

规律的作息、正常的生活秩序都有助于缓解焦虑。而适度的运动锻炼，更可以通过体验因运动而产生的心跳加快、呼吸急促，进一步熟悉这些无害的生理变化，从而减少对这些体验的焦虑和过度关注。此外，一些心理、情绪和注意力方面的训练也有助于改善焦虑状态。比如网上有一些专业的自我放松、正念和冥想等音频视频资源，跟随着音乐和指导语坚持练习，有助于改善注意力，提升情绪管理能力。

4. 关心他人，贡献自己

　　疫情带来了很多不便，但也创造了和家人难得的共处时光，创造了和亲朋好友互相关心、交流问候的机会，创造了普通人为社会做贡献的机会。您可以从很小的事情做起，包括打一个电话、写一封信、为家人做一顿美食、为下一个节日提前准备礼物和贺卡、做一点微公益等。当您开始为别人思考、着想时，就会从对自我的过度关注和焦虑中走出来，并且通过做力所能及的事情而获得价值感和成就感，也会更真切地体会到亲情、友情和人间的真情。

如何减轻长时间居家隔离导致的焦虑

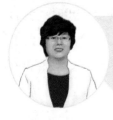

北京联合大学心理学教授、硕士生导师
教育部高等学校心理学类专业教学指导委员会委员

汪艳丽

> 问题：距离寒假开始已经一个月了。这一个月隔离在家，我什么事情都没做，逐渐有了"焦虑—学习效率低下—再焦虑"的恶性循环。我不想让已经开始的新学期就这样荒废掉。我该怎么办？

由于新冠肺炎疫情而较长时间隔离在家导致的焦虑状态，可以从心理和生活两个方面去调整：

1. 通过心理调适，改消极认知为积极认知

（1）要坚信目前有适度的焦虑是有利于提高学习效率的。根据耶克斯-多德森定律，心理紧张水平与活动效果呈倒U字曲线关系。紧张水平过低和过高，都会影响成绩。所以现阶段，适度的焦虑有利于提高学习效率，反而不会因为居家的慵懒影响学业。

（2）要遵循心理的"减多原理"去调整自己的状态。逻辑规律遵循"减少原理"，因为逻辑揭示的是物性规律，一切物性规律都是越减越少。而一切心理性的东西都遵循"减多原理"。把爱送给别人，不但不会失去爱，反倒会得到爱；生气的时候，其实你不骂人时，怒气尚轻，一骂人更加生气，骂得越厉害，就气得越厉害。同样，人有了焦虑、抑郁等不良情绪，人们都是不由自主地要减轻或消除这些不良情绪，结果都是越减越多、越陷越深。因此，同学们可以暗示自己，尝试自己去体验加重焦虑下的情绪状态，反而能一定程度上消除自己的症状。

2. 通过生活调适，让居家学习成为宝贵的人生经历

这里有一些生活调适方法可以尝试：

（1）饮食调节法：压力会导致体内缺乏VC、VE、B族维生素和镁，因此适当补充这些维生素和矿物质是有益的，适度多饮水，避免吃含糖量很高的食品。

（2）气味调适法：芳香可以通过激活

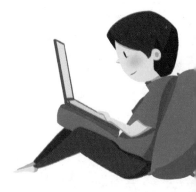

情绪脑来减轻焦虑和提升竞技状态。在古希腊,学生在考场带着迷迭香编织的花环以增强记忆和提高反应性。怡人的气味则有助于改善高度紧张导致的失眠和多梦。

(3)音乐调适法:听些旋律优美、曲调悠扬的乐曲,可以转移和化解心理焦虑,产生愉悦的感觉。音乐还能通过神经内分泌系统,进一步对人体机能进行调节,比如,促进血液循环,促进胃肠蠕动及唾液分泌,加强新陈代谢,从而使人精力充沛。

(4)呼吸调节法:通过缓慢呼吸可以帮助我们达到稳定情绪的目的。做做腹式呼吸,把精力集中在呼吸上,可以使大脑远离负面情绪。

如何做自己的压力管理员

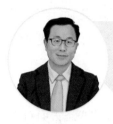

北京师范大学心理学院教授、心理咨询中心主任

乔志宏

> 问题：我是一名高二的学生，现在放假在家。以前上学时总是睡不够，这次一连睡了好几天，可是后来一想到还要考试，以后还要高考，我就特别愧疚，总担心成绩会受影响，很苦恼，我该怎么办？

1. 了解自己的身心状态

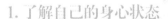

从你的问题可以看到，作为一名高二的学生，你面临着高考压力，又遭遇新冠肺炎疫情，疫情打乱了既定的节奏，让学习和生活都变得不规律。你的压力很大，对自己浪费时间睡觉的行为感到懊悔、自责，这种情绪让你很苦恼，你担心自己的成绩会下滑，担心高考无法取得理想的成绩。

从你的问题还可以看到，你受到焦虑情绪的困扰。更具体来讲，是高考焦虑对你的困扰。你一想到要高考，就不能放松。以前正常上学的时候，你拼命学习，超出了自己身体的限度，过少的睡眠和休息会降低注意力的质量，并且让你感到疲惫不堪。这种状况，导致你一放假就出现睡不醒、赖床等状况。这次假期的延长，让你一时半会儿无法回到正常的学习状态，进而产生了强烈的懊悔情绪，导致你用更高的标准来要求自己，于是你更加焦虑，形成了恶性循环。

因此，我们一定要认识到我们所面临的状况，打破这个怪圈，调整好自己的情绪，正确面对压力，用更好的心态去面对学习，才会取得更理想的高考成绩。

2. 调节情绪，正确面对压力

（1）了解自己的压力来源：有时候我们会忘了自己为什么有这么大的压力，一味地关注压力体验和压力结果，很可能对

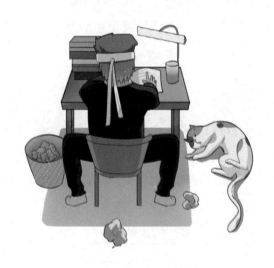

压力的来源认识得并不清楚。对于高中生来说，压力大的来源很可能是担心自己高考考砸了。我们要对这个压力源做具体化的分析，以更好地了解自己的压力状况，比如：是担心哪一门考不好呢，还是担心自己上不了理想的大学？是担心父母失望呢，还是担心考不上好大学就找不到好工作，找不到好工作人生就没有希望？了解清楚自己到底担心的是什么，是管理压力的第一步。

（2）理性分析自己担心的内容是不是可以改变的：如果担心某一科或者某几科学不好，就进一步分析一下学不好的原因是什么。如果是担心上不了理想的大学，那么分析一下自己离这个目标有着多大的差距，自己是否能够达到这个目标，如果不能，就需要调整你的目标。如果是担心父母失望，就主动跟父母沟通，看看他们的具体期望是什么。如果他们的期望是你尽力就好，那就不用过多担心；如果他们的期望过高，你就需要跟他们坦诚沟通自己的现状，让他们回到合理的目标上来。

（3）肯定自己的优势，树立实现目标的信心：当我们觉得自己对目标无能为力却又想要去实现它的时候，就会变得焦虑而没有自信。当我们重新认识和调整了自己的目标后，我们就能够理性地面对它，在这个时候，我们要积极地看到自己的优势，然后树立实现新目标的信心。不要总跟第一名和第二名比，要看到自己取得的进步。"日拱一卒无有尽，功不唐捐终入海。"只要目标合理、方法得当，每日努力，我们的结果一定不会太差。毕竟我们还处在高二年级，整个高中阶段刚过去一半，我们还有足够的时间来为高考做准备。

（4）找到适合自己、张弛有度的学习生活方式：人生的终极目标不在于考上大学，人生不是百米赛跑而是一场追逐梦想的马拉松长跑。因此，要在高中阶段就开始确立属于自己的人生目标，慢慢了解和调整自己的学习、生活节奏，逐渐寻找到适合自己的情绪调节方式，做到一张一弛、劳逸结合，才能收获成就感和幸福感。

如何减轻心理压力

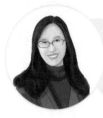

北京理工大学人文与社会科学学院副教授
中国心理学会注册督导师
中国心理学会临床与咨询心理学专业委员会委员

安 芹

> **问题：** 本来平静的生活，全让新冠肺炎疫情打乱了。网络、电视、大家的谈话，几乎全都围绕着这个话题。我真的觉得心理上压力非常大。怎么才能减轻心理压力，恢复心态平衡？

　　新冠肺炎疫情已经从全国疫情演变发展为全球疫情，扰乱了我们正常的生活秩序，而且这种特殊的生活状态还将会持续一段时间。对新冠肺炎疫情的恐慌及担忧是多数人都具有的，可以说是非正常场景下的正常反应。但过度的心理压力确实会带来身心损耗，那么，怎样才能减轻心理压力呢？不妨试试以下三步策略：

1. 接纳自己的情绪，不过度否认

当我们感到痛苦或遇到不愉快的事情时，下意识地就想否认，因为不愿接受所以希望它没有发生，这种否认在心理学上是一种防御机制。虽然否认在短时间内可以保护自己，但是它既不能改变事实也不能解决问题，而且长期下去只能是越来越恶化，因此不要否认自己的情绪。

负面情绪会让自己不舒服，觉得自己不该如此，在一定程度上又加剧了负面情绪的影响。不逃避，试着和自己相处，可能给自己带来转机。接纳自己的情绪，有助于我们从防御中解脱出来，更有力量表达真实的自己。

2. 适当的情绪隔离，不过度卷入

抗疫是头等大事。对于民众来说，宅家就是在抗疫，但不代表这段时间你只是围绕疫情生活。无论出于对健康的担忧，还是急于恢复对生活的掌控感，都会引发我们对疫情的高度关注。在抗疫恐慌与宅家隔离的双重应激压力下难免出现焦虑和抑郁情绪，因此我们不是不能关注疫情，但是不要过度关注疫情。

怎样科学地关注疫情呢？可以每天定时关注新闻，密切注意与自己生活区域相关的信息。特别是当你觉察自己处在焦虑状态时，要有意识地选择关注给自己带来确定感、正能量的信息，适度保持情绪隔离是照顾自己的重要方式。

3. 发展积极有益的生活，不过度要求

在以往的生活中，学生可能会高效率地学习，职场人士在不

同的工作岗位上有效地应对自己的工作，因为疫情在线上课、居家办公时，可能注意力不集中，学习、工作效率下降，没有取得预想的效果。此外，家人也因为共同宅家互动频繁而出现摩擦矛盾。疫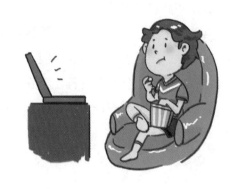情时期确实与平常时期不同，大家都在适应，出现一些状况，在所难免。

非常时期，自我觉察和自我管理都很重要：在时间管理上，有任务取向的计划清单有助于落实计划；在生活节奏上，由于工作和生活没有场景转换，所以需要一些仪式感来设定界限；在家庭时光上，可以在给家人带来亲密感的同时给家庭成员各自的空间；在社会支持方面，尽管各自宅家，但通过网络仍然可以在亲朋好友、同事伙伴之间建立联系，传递支持。

4. 情绪调整策略：ABC 理论

ABC理论是理性情绪疗法的基础理论。其中A指发生的事情，B代表想法，C是造成的情绪和行为结果，ABC理论认为，我们的情绪不是因为发生的事情造成的，而是由当事人对这个事情的解释、认知和评价引发的。

每个人都有非理性认知，非理性认知主要有糟糕至极、绝对化要求、过分概括化三个特征。我们可以通过改变对事物的想法来扭转自己的情绪，比如对目前疫情的看法，"还不能恢复正常的生活实在是太糟糕了"这种想法可能会令你沮丧，如果换一种想法，"尽管还没有正常复工但新增确诊病例已经在大幅下降了"，可能心情就不一样了。在疫情非常时期有很多不确定的因素影响我们的判断能力，当我们的想法改变了，我们的情绪也会改变了。

如何让心态变得平和

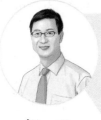

中国人民大学心理健康教育与咨询中心主任、副教授
中国心理学会注册督导师
北京高教学会心理素质教育分会副理事长

胡 邓

问题：新冠肺炎疫情一直不能结束，让我在心理上感到压力很大，非常焦虑，怎样才能让心态变得更加平和？

当我们处于应激状态时，容易产生心理压力，进而刺激因素影响到躯体，引起生理功能紊乱。但是，由于不同的人的心理承受力不同，压力对每个人造成的身心影响程度也不同。过度焦虑是心理压力的表现，对人体的免疫功能有很大损害。我们自身的一些不合理的思维方式，是造成过度焦虑的原因之一。不合理的思维方式可概括分为三类：绝对化的要求、过分概括化的思维和"糟糕至极"的想法。

其一，绝对化的要求，如"生活应该是顺心如意的，怎么会出现新冠肺炎"，"我一点儿也不应该怕新冠肺炎"等想法。其实如果完全否认现实，只按着自己的思路绝对化地看待问题，心理压力反而会越来越大。

其二，过分概括化的思维，是一种以偏概全的思维方式。比如，自己有一点儿普通的咳嗽感冒症状，就坚持认为自己得了新冠肺炎，完全失去理性，做出异常的行为。我们应该了解新冠肺炎的基本症状，认真对待自己的身体不适，冷静理智地分析和解决问题，而不是以偏概全，过分疑病，使自己陷入极大的恐慌中。

其三，"糟糕至极"的想法就是认为如果一件不好的事发生将是非常可怕的，甚至是一种灾难。实际上，对任何一件事来说，都可能有比之更坏的情形发生，没有任何一件事情可以定义为百分之百的"糟透了"。面对新冠肺炎疫情，有些人觉得生活失去了滋味，危机四伏，无法忍受目前的生活状态，思维甚至会走向极端，认为事情已经糟糕透顶了。实际上，尽管我们希望不要发生这种事情，但我们还是应该努力去接受现实，在可能的情况下去改变现状，要学会在这种状况下进行常态的生活，而不是惶惶不可终日。

以上这三种不合理的思维方式，是导致人们过度焦虑的主要症结。心理压力越来越大，焦虑情绪反复强化，容易引发心理障碍。认清了这三种不合理的思维方式后，我们又该怎样减轻心理压力，保持平和的心态呢？

我们要学会调整自己的心境，努力保持平常心；对事物尽可能地给予客观分析，避免主观臆断；合理地安排自己的生活，不要人为地给自己太多的心理压力。一个简单易行的方法就是：放松。怎样做到放松呢？适时地锻炼身体、休闲娱乐、与家人或朋友聊天，这些都可以使自己得到放松。

如何增强自律

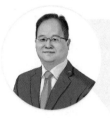

天津师范大学副校长、心理与行为研究院院长
教育部高等学校心理学类专业教学指导委员会
副主任

白学军

问题：白天缺乏学习、工作的动力，晚上
又因觉得荒废时间而产生负罪感，如何从心
理方面增强自律？

在当前防控新冠肺炎疫情的特殊情况下，为尽早战胜疫情，多数人选择居家隔离。"总是要等到睡觉前，才知道功课只做了一点点"，这种日常生活中偶尔出现的"小拖延"，在居家抗疫的背景下变得更加普遍了。生活节奏和生活空间的改变，打乱了人们以往的生活和工作模式，由于缺乏动力和计划，不能按时完成日常的工作和学习任务，从而产生空虚感甚至负罪感。面对这样的状况，我们要积极应对，及时调整。

1.制定计划，自我约束

自律是指一个人知道自己该做什么，而且还能克制做其他事情的欲望和冲动。如果你想高效率地完成一项重要的学习或工作任务，最好能制定一个可执行的阶段性计划。

首先，把任务分解成若干子任务，从易到难，先完成较易的子任务，再完成更难的子任务，各个击破。其次，将子任务根据重要程度进行主次排序，先主后次逐步完成任务。最后，已完成的任务加上自己喜欢的形式标记（如小红旗），及时进行自我激励。

时间	周一	周二	周三	周四	周五	周六	周日
上午	🚩	🚩	🚩	🚩	🚩	🚩	
下午	🚩	🚩	🚩		🚩		

2.行胜于言，付诸行动

如果你想完成一件事，不要只在头脑中想或在嘴上说，不妨立马着手去做。一旦真正完成一件小事时，就会发现自己还可以完成更多的事情。这是因为，人们的心理活动有一个循序渐进的过程，最初容易接受较小要求，习惯后会接受较大的要求，心理学称为"登门槛效应"。

如果你是学生，请吃完饭后坐在书桌旁，翻开自己想要阅读的书，试着看几页；如果你是上班族，请放下手机，督促自己坐在电脑旁，打开自己要处理的文件，要求自己静下心坐几分钟。

如果真的按上面的要求去做，你就会发现奇迹出现了。原本只想读几页书，结果不小心读了几十页，而且还想继续读；原本计划花十来分钟处理文件，结果处理完后又继续处理别的文件，半天的时间不知不觉就过去了。

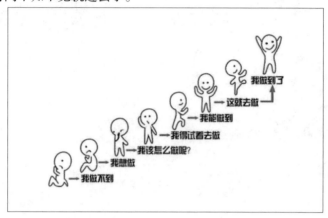

3. 互相监督，共同提高

互联网虽可提供丰富的学习、办公资源，但缺乏同学、同事间的互相监督和促进，也是计划难以施行的重要原因。因此，我们需要调动各种监督资源。例如，有些年轻人不爱早起，不吃早饭，可以让父母监督自己按时起床吃早饭，保持健康的规律的生活。同时，也可以与同学、同事、朋友制定共同的学习和工作计划，每天互相汇报任务进展，及时调整计划，互相鼓励，携手前进。

"吾日三省吾身"是中华民族的优良传统，特殊时期多一份"反省"，多一份筹划，让我们共同努力，共渡难关。

是旅程，不是终点

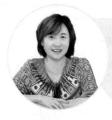

心理学博士
外交学院心理咨询中心主任
中国心理学会注册心理师

宗 敏

> **问题：**我是河南某一城市的初三学生，学习还不错，但体育成绩不理想，最近数学也不能再上110分。我想考省会的高中，但分不太够，我不知道该怎么办。最近疫情严重，虽然一直每天坚持练体育，但事与愿违，立定跳远只能是及格水平，而和我成绩差不多的同学，体育可以考满分。我现在很烦躁，特别焦虑，该怎么办呢？

不知道你此刻状态如何？睡眠怎么样？情绪是否好一点儿了？相信这段时间你已经努力做了一些调整，所以在开始，我想请你先回顾一下，目前你采取的哪些方法是有效的，哪些方法可能暂时还没有效果？无论如何，我都想为你点赞：一是在这特殊的艰难时刻，你还坚持对自己严格要求，对自己充满期待；二是遇到困难你既坚持学习锻炼，又能主动积极求助。

我感受到你是一个非常努力的人，而且学习也不错，这些成果肯定得来不易，我非常想知道你是如何做到的。在这充满挑战的过程中，我相信你也曾遇到挫折困难。过去帮助你渡过难关的资源是什么？能对当下应对你的困难有所帮助的资源又会是什么？

请你记得，虽然遇到挑战，但是，你并不是一无所有！

接下来，请你观察图1和图2，这两幅图片只有文字上的不同，图1标注了目的地，图2则标注了"旅程"字样。不知道这两幅图给你什么样的感受？你更喜欢哪一幅？

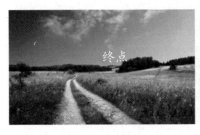
图 1

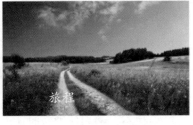
图 2

从问题中得知你正面临中考，目标是考取重点高中，这就像是聚焦在图1中的终点。聚焦可能带来好处，可以让我们把注意力集中在当下的问题上，但是也有弊端，我们可能变得焦虑，开始担忧结果，反复预想可能的困难和阻力，最后让我们难以行动。

这是否与你提问时的状态类似呢？那我们该怎么办呢？其实解决方案就在图2里。

我请你看着图2，想象置身在这样一条人生道路上，站在标注"旅程"字样的位置上，转身往后看，那些已经走过的路，有哪些值得记住的里程碑？然后再带着这些珍贵的记忆往前看，未来的路，怎样才能走得更踏实、更笃定呢？或许是需要制定详细的计划表，或许是需要把目标分解，一步一步来，或许是把眼光放得更远一点，终点不只是高中，也不只是大学，而是发现自己的兴趣所在，甚至是找到人生的意义。

你是否愿意走好这一段路，让备考阶段，包括居家隔离的这段时光更值得记忆？

许多年后再回首，我们或许会发现，和焦虑作伴，偶尔自我失望，时时自我鼓励的这段时光也很珍贵。原来，在遇到这么大的困难时我除了慌张，也一直从未放弃过努力。

在这个"待在家里就是为国家做贡献"的特殊时刻，在面对焦虑就想赶紧做点儿什么的亢奋情绪里，请你：

沉住气，抓住居家隔离的契机，聚焦当下，积极开始力所能及的行动；

稳住心，努力接纳暂时还没有走到理想目的地的自己。

毕竟人生还长，每一次为未来、为理想的努力和尝试都不会白费，只要我们的脚步不停，只要我们的精气神还在。

如何增强孩子的学习动力

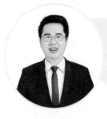

清华大学心理学博士
中山大学特聘副研究员

曾 光

> 问题：在这个特殊的假期里，儿子（今年高二）和我为了老师布置的作业吵了好几次，他有拖拉作业的习惯，我就催促他，这样矛盾就产生了，我快要崩溃了，我该怎么办？

您描述的情况是很多家长都会遇到的，也是困扰许多家长和孩子的共性问题。

心理学家戴安娜·鲍姆林德根据要求性和支持性两个维度将教养方式分为四类：权威型（高要求、高支持）、专制型（高要求、低支持）、溺爱型（低要求、高支持）和忽视型（低要求、低支持）。心理学研究结果发现，给予孩子高要求及高支持的权威型教养方式更容易使孩子拥有更高的自尊心、幸福感以及学业成就。鉴于此，家长不能一味地提出高要求，而应在提出高要求的同时给予孩子实现这些要求的支持条件。高二的孩子，经过十多年的学校教育，大多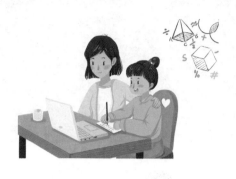已经形成自己的一套学习方式、任务管理能力和思维系统了。他可能比家长更加清楚自身的情况，知道如何安排学习任务、如何平衡身心状态以实现学习目标。

那么，如何给孩子提供支持性的条件呢？积极地与孩子沟通，并问他："我可以做什么来帮助你更好地完成学习目标？"可以是在他情绪不好，作业没有完成，自己也很焦虑的时候，对他持有一份理解和接纳；可以帮助他一起合理地计划学习任务，提升任务管理能力；甚至是在长时间的学习之后，提醒他该休息一下，在室内做些运动。最难的地方在于，高中生的家长需要转换自己的"位置"，从指导者变成支持者，成为孩子的同盟和伙伴，成为他心理上最重要的支持性力量，与他一起，在学习上迎接挑战并达成目标。

在养育的过程中，父母与子女遇到大大小小的冲突和矛盾几乎是必然的。应对矛盾和冲突的关键技能是拥有良好的沟通能力。心理学的研究发现，拥有良好沟通渠道的家庭的冲突强度和频率明显低于沟通状况一般的家庭。尽管大部分父母都知道沟通的重要性，然而沟通并非只是一些知识，更是一项技能。这就意味着沟通能力不会随着知道而得到，而是需要通过努力练习来提升。

与处在青少年时期的孩子沟通需要注意以下几点：

1. 避免说教：许多父母在沟通的时候依然沿用了过去说教的习惯，然而对于青少年来说，说教收效甚微，甚至招致反感。青少年已经形成自己的逻辑体系和评判方式。与其说教，不妨改为在尊重彼此的感受和观点的前提下双方探讨并交换意见。

2. 倾听，而不是马上评判：当父母发现在沟通过程中有50%时间是自己在说，那就应该停下来，去听听孩子的想法。安静地当一个倾听者，先听孩子说完，不要急着反驳，这也是一个了解孩子内心世界的好机会。当青少年发现父母愿意倾听自己的看法和感受，而且抱着开放的态度，他会放下心理上的防御，愿意和父母分享更多的想法。

3. 管理自身的情绪：沟通过程难免会产生受挫感、失望和愤怒等情绪，在情绪驱动下，容易有无益于情境的过度行为和激烈的语言表达。不妨先停止对话，离开当下的情境，待情绪平稳后再进行对话。

综上所述，我们可以从以下几个角度看待和解决您的问题：

在提出高要求的同时，给予孩子高支持，寻找能够有效支持他实现目标的具体活动，成为孩子心理上的支持力量；

建立和维护畅通的沟通渠道，提升沟通能力，倾听孩子的感受和想法；

适当地、灵活地调整情绪。

应考生如何克服心理焦虑

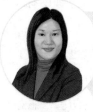

北京师范大学心理学院教授、博士生导师

教育部高等学校心理学类专业教学指导委员会副主任委员

中国心理学会学校心理学专业委员会副主任委员

林丹华

> **问题：**部分学生和家长特别是初三、高三学生及家长因为延期开学、网络教学引起的心理焦虑如何排解？

特殊时期，家庭应发挥重要的"安全岛"和"保驾护航"的作用，以下建议可以帮助家长和孩子采用有效的方法缓解压力，解决好特殊时期的特殊问题。

1.觉察并接纳各种情绪反应和行为表现

学会积极主动地调节情绪。一方面，家长要及时地觉察自己和孩子的情绪反应和行为表现，理解、接纳自己和孩子出现的焦虑、担心、恐惧以及烦躁等情绪，知道这个时候出现"网络授课能否集中注意力""在家学习效果会不会打折扣""在家复习备考是否会懈怠、能否考出好成绩"等担心和焦虑都是很自然、正常的，认识到这个时候的焦虑、紧张是正常且有助于自我保护的反应，不要因为有这些负面情绪而自责或责怪他人。另一方面，在孩子表现出烦躁不安、出现哭泣或攻击的行为时，家长要尊重、关注、接纳孩子的行为表现，通过拥抱、拍肩膀或后背等温暖的身体抚触，给予孩子积极的反馈和温暖的支持。接纳、陪伴和支持是当前家长能够给予孩子的最好的爱和关怀，可以很好地缓解孩子的焦虑情绪。

2. 制定并实施合理的学习计划

对初三和高三的学生来说，备考是第一要务。家长可以与孩子共同商定一份适合自己情况的一日作息表（如图），模拟在校

疫情期间高三学子在家学习一日常规

时间	内容
6:00-6:30	起床，并在班级学生群中签到打卡。班主任检查学生签到情况并电话督促晚起学生早读
6:30-7:00	按老师布置的任务读物生化或政史地相关内容。科任老师会提前布置好早读任务，并将早读内容需要用到的课本或资料发到学生群。
7:00-7:35	按老师布置的任务背语文或英语相关内容。科任老师会提前一天布置好早读任务，并将早读内容需要用到的课本或资料发到学生群。
7:35-8:35	早餐，早新闻。
8:35-10:05	网络课程，做好笔记，紧跟老师节奏。对于不懂的内容，及时询问。
10:05-10:20	课间休息
10:20-11:55	网络课程，做好笔记。
11:55-14:05	午饭及午休
14:05-15:35	网络课程
15:35-15:45	课间休息
15:45-17:15	网络课程
17:15-17:50	晚餐
17:50-19:00	自习完成作业
19:00-21:30	在家模拟学科考试
21:30-22:30	延长晚自习

时间安排，准时参加线上课程，课间穿插各科复习任务。制定好计划后，坚定地执行计划。缓解焦虑最重要的一点是积极行动。家长可以对孩子执行自主学习计划的情况给予积极的肯定、反馈和指导，并将自己的办公区域与孩子的学习区域分开，给孩子安静的学习空间，增强孩子学习的自律性和自信心，使孩子的学习和生活规律化。

3. 寻找积极资源，树立乐观的心态

这些积极资源包括可获得的大量免费网络学习资源、父母有更多的陪伴孩子的时间、父母给予孩子的足够的支持、孩子在自学和自我管理中的优点等，通过挖掘这些内外部的积极资源和优点，有效地增强对当前状况的掌控感，增强自信和乐观，积极应对当前的困难。

4. 采用缓解焦虑情绪的有效方法

如果仍感到焦虑情绪挥之不去，可以尝试以下方式：（1）控制过多的负面信息的摄入；（2）做5分钟的深呼吸、正念冥想或蝴蝶拍等活动，安顿身心；（3）做一些运动、家务活或有意义的事（如给亲人朋友打电话问候等），转移注意力，培养积极情绪。

高校毕业生如何克服心理焦虑

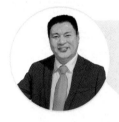

闽南师范大学教育科学学院院长、心理学教授、硕士生导师

陈顺森

问题：部分大学毕业生担心疫情导致毕业延期、就业受影响而产生的焦虑如何排解？

对于高校毕业班同学而言，这场突如其来的疫情显然打乱了原先的许多计划，包括培养环节中的专业实习、毕业论文（设计），更为揪心的是就业压力的增强。原有的计划被打乱，人们心里通常都会因此而慌乱，尤其是疫情发展到现在拐点仍然没有到来，同学们对未来的情形产生不确定感，焦虑自然而生。面对还不明朗的疫情，同学们需要以理性平和的心态来思考毕业、就业问题。

1. 接纳自己的焦虑不安情绪

焦虑情绪主要源自对未来的不确定感。有些专业培养方案里安排的专业实习、毕业论文（设计）在最后一学期完成，疫情发生后，原先的计划就此搁置，尤其是毕业论文（设计）需要通过实验、田野调查等居家无法完成的工作来完成，有些同学因此担心毕业延期，心里难免着急。

而关于就业，即使没有发生疫情，高校毕业生也多多少少会因此而焦虑。疫情发生后，各种招聘考试、考研或考博等升学考试的时间不确定了，高校毕业生增加了对自己未来发展的焦虑。疫情也带来了一些企业的裁员甚至破产，毕业生担心就业岗位减少、竞争增强，因而会有焦虑不安情绪。

总之，因疫情的不确定性造成原计划被打乱，毕业生对未来产生负面预期。这时候有些焦虑是一种正常情绪反应，这是当前高校毕业生需要面对并接纳的现实。

2. 理性认知疫情的正反面影响

根据认知疗法理论，造成焦虑不安情绪的真正原因并非现实事件本身，而是我们对这些现实事件的认知。凡事都有两面性，既要看到"影"的一面，更要看到"光"的一面，疫情的发生也是如此。

诚然，正如前文所说，疫情打乱了高校毕业生原来的计划，对毕业论文（设计）、升学考试、应聘工作等确实产生了影响，但并非所有高校毕业生都因此焦虑不安。大部分高校毕业生在理性分析并接纳了这个现实之后开始思考如何应对。大家可以正面看待疫情带来的一些积极影响。譬如，

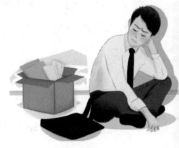

人们对健康生活、卫生习惯、人与自然的关系等的认识，都发生了积极改变。就毕业生就业而言，虽然中小企业因疫情延续出现了一些裁员或者破产的情况，对毕业生需求带来一定消极影响，但复工企业也面临人员不足等问题，给高校毕业生带来了就业机遇。当我们能够从正反两方面来认识疫情对毕业、就业以及学习、生活的影响时，也就不会过于焦虑不安了。

3. 积极行动从容应对

既然个人无法改变疫情对毕业、就业的消极影响，一味地焦虑不安并不能带来什么积极的结果。最好的应对方式就是在接纳现实的基础上思考应对策略。

有调查显示，有些高校毕业生很快就从慌乱中抽身而出，开始积极准备自己的应聘简历，或者利用这段时间从网络上学习未来工作中可能需要用到的其他专业知识、技能。高校毕业生也可以通过网络获取更多的岗位招聘信息，了解新的求职渠道，调整求职预期；也可以提早通过线上渠道布局，重新定位意向就业区域以及行业岗位。

有哲人说，对待未来所表现出的真正的慷慨大度就在于把一切献给现在。现在这个超长假期就是一个与家人朝夕相处的难得机会，可以与家人分享自己毕业论文（设计）的思维过程，共同分享今后的人生期待，也可以倾听父母的人生故事，使亲子关系更为融洽。

总之，疫情期间，接纳自己的负面情绪，理性认知，积极行动，焦虑不安的心理能量将转化为成长的动力。

如何缓解事情纷繁复杂带来的压力

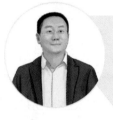

华东师范大学心理与认知科学学院讲师、硕士生导师

教育部"平安留学"心理健康专家组成员

杨安博

问题： 因为疫情，学校安排了很多线上课程。近期因为机动车驾驶证过期了，不得不每天都去练车。很多的时间被线上课程占用了，可是学习也没有很好的效果。每天去练车都要被教练批评，练了车晚上回来又很累。早上醒得早，晚上又迟迟不能入睡。我该如何缓解压力呢？

　　首先感谢你对我们的关注。从你的提问中可以感觉到你的疲惫和辛苦。面对这么多的任务，人确实会感到紧张和焦虑，这是面对压力事件时的正常反应。面对压力的时候，我们大脑中的"战斗/逃跑"神经环路会被激活，通过自主神经系统以及下丘脑-垂体-肾上腺系统来对人体进行管理和调节。大脑也会通过意识情感部分持续地对威胁产生的焦虑和恐惧做出评估。当威胁评估产生出最具适应性的能力时，焦虑会让我们在过马路时先判断两边是否有车，也会提醒我们在提交考卷时检查是否已经写上名字。当威胁评估产生不适应反应的时候，焦虑会阻碍我们学习和探索，并阻止我们承担适度风险和解决面对的问题。焦虑会被无数的意识或潜意识激发，影响我们的行为、想法及感受。

持续时间过长的压力，就会变为不良压力。我们体内的"警报系统"，就成为一个潜在障碍，并引起生理、认知、情绪和行为的一系列问题。首先，在生理方面，当我们的身体为"战斗/逃跑"反应做好准备时，能量会随着心血管运动的增加和肌肉紧张度的增加而变化，同时会抑制我们的消化和免疫反应。因此，长期压力引起的焦虑会让人产生高血压、心脏病等心血管疾病，也会影响儿童和青少年的正常成长。其次，不良压力也会增加我们的认知负荷，让认知能力下降，出现明显的注意力不集中、专注度不够，理解力和记忆力下降等问题。再次，在情绪方面，除了紧张和焦虑，持续的不良压力也会让我们产生抑郁、愤怒等情绪，严重的会引发心理问题。最后，在行为方面，除了面对问题、解决问题的"战斗"状态，很多人在面对压力时还会出现无法思考问题、脑子一片空白的状态，有些学生会出现频繁请假、逃学等"逃跑"行为。

针对你说的具体情况，我建议你做如下的尝试：

1. 做放松练习：可以是全身放松，也可以是身体部分部位（如头部和四肢）的放松。放松练习可以舒缓压力，让你的躯体达到舒适的状态。

2. 重新评估目前的学习和学车等活动：按照重要性和紧急性

两个维度，对每件事情做出评估，先做重要和紧急的事情。

3.做日常行为的记录表：把每天从事的活动和时间记录下来，看看是否有调整的余地，考虑如何调整才更好。

4.改善睡眠状况：回到家尽量不去回忆白天的事情，营造安静、舒适和安全的睡眠环境，睡前不在床上看书或者看手机，每日适度规律地运动，也可以喝杯热牛奶帮助入睡。

如果这些方法仍然无法很好地帮助到你，可以拨打我们的热线电话，寻求专业心理咨询师的帮助。

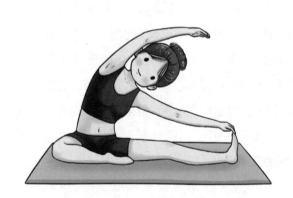

怎样摆脱孤立无援的状态

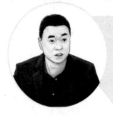

北京大学人格与社会心理学博士
教育部普通高等学校学生心理健康教育专家
指导委员会委员

刘海骅

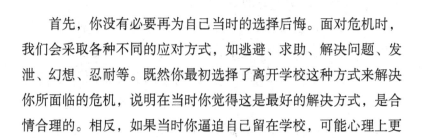

问题：我是一名在德国留学的大学生，我们学校发现了一例确诊新冠肺炎的同学。我害怕在学校里不安全，于是赶紧回国。隔离了14天后回到家中，我觉得周围很多人还是很"关注"我，尽量与我保持距离。我觉得非常孤独，后悔当初还不如不回家，心里十分难受。我怎么才能摆脱眼前孤立无援的状态？

　　首先，你没有必要再为自己当时的选择后悔。面对危机时，我们会采取各种不同的应对方式，如逃避、求助、解决问题、发泄、幻想、忍耐等。既然你最初选择了离开学校这种方式来解决你所面临的危机，说明在当时你觉得这是最好的解决方式，是合情合理的。相反，如果当时你逼迫自己留在学校，可能心理上更无法承受。所以，从你当时的心境考虑，选择离开学校，也没有什么可责备自己的。

那么，回到家中，你感觉受到人们的孤立，其实我们也不妨从他们的角度想想：你是一个从疫区来的人，人们对你有些疑虑也是可以理解的，可能在他们看来，你有可能携带病毒，可能带来很大的危险。为了他们的自身健康，最大限度地远离你可能会携带的病毒（而不是孤立你），这种行为也合乎情理，我们确实也没有理由责备他们。

所以说，在这种情况下，你不要一味陷入后悔和苦恼之中。一会儿后悔当初不应该从学校里离开，不然在开学后，就可以和同学相互交流学习了；一会儿思考人们为什么对自己如此冷淡。此时，你应该学会转移注意力，面对和解决当前所遇到的问题。

当前情况下，你需要学会安排自己的时间。你要改变原有的生活、学习方式，自主安排时间，充实自己的生活。其实，这是一个很好的机会，可以锻炼你的自我管理和自我监控能力。你可以给自己定下这个阶段的学习任务，可以及时对你原本存在的知识漏洞进行填补，也可以根据自己感兴趣的研究内容开展资料收集，还可以发展各方面的学习兴趣。这不正好是一段绝佳的自学时光吗？所以，不妨探索自己在家里学习的理想状态和学习方法，好好地利用这段特殊的学习时间。

作为学生，你在学习的同时，社会交往也是不可缺少的。你可以通过网络，和老师、同学保持适当的联系。当自己因为一个人在家而感到十分孤独的时候，给老师、同学发发微信，拨通视频，向他们倾诉自己的心情，及时了解学校里各方面的情况，这样也能帮助你从消极的心态中走出来。

钻石需要打磨才能璀璨夺目，人需要经过磨炼才能成熟起来。新冠肺炎疫情必将被我们战胜，恢复正常的生活和学习也不会太久远。我想，到那个时候，非常时期的这段经历以及你自己的感受和成长收获，将永远是你宝贵的心理财富。

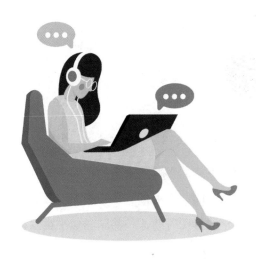

如何处理与父母之间的冲突

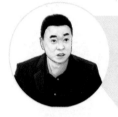

北京大学人格与社会心理学博士
教育部普通高等学校学生心理健康教育专家
指导委员会委员

刘海骅

受新冠肺炎疫情的影响，原定的"回家七日游"变成了居家长假。从刚回家时的"手中宝""心头肉"到"相看两相厌"，在这个疫情蔓延的特殊时期，一些同学似乎难以在家和父母度过一个风平浪静的假期，和父母之间有了些许矛盾。

前段时间，微博上曾经有个热搜，叫作"疫情结束前不要和家人吵架"，因为"到处都封路了，吵完架也不能离家出走"。

在家的时间长了，吵架可能难以避免。遇到矛盾，很多同学可能都会选择逃避，一走了之。而此时此刻，我们确实无路可逃，不得不面对现实，再一次开启"如何处理与父母之间的冲突"的解题模式。该补的课，终归是要补的。

我们为什么会和父母吵架，应该怎样应对和他们的冲突？

1. 关于吵架的原因

（1）父母可能会以不科学的态度面对疫情，被谣言左右，并且将焦虑的情绪传递给我们，他们可能经常说"天哪，咱们家里的人要是染上了，那就完了"，他们还不断叮嘱我们出门要戴口罩，进门要洗手，鞋底要消毒……絮絮叨叨让我们无法忍受。

（2）父母对我们有很多的期待，在父母反复的强化下，我们产生了逆反心理，他们越说，我们越不想做，他们就会有更高频率的唠叨，更加严厉的指责，结果我们就更不想做，形成了恶性循环。父母常见的期待可能有哪些呢？

在修身方面：一定要好好学习，要早睡早起，勤奋努力，干正经事，少碰手机，别打游戏。

在齐家方面：要多理解体谅父母，多帮父母干活，多陪陪父母，孝顺父母。

（3）父母的行为侵入了我们的边界。有些父母会要求看孩子的手机信息，甚至没收手机，擅自闯入房间，翻东西……当我们说"这是我的东西，你不能动"，他们或许会说，"什么你的我的，你还是我生的呢，连你都是我的"。

随着慢慢长大和成熟，我们会在心理和精神上逐渐与父母分离，形成自我的边界。然而父母有时并没有意识到这一点，仍然希望我们倚赖于他们，受控于他们，继续做"妈宝男（女）"。于是我们同父母在"做自己"和"听我话"之间产生了激烈的冲突。

2. 怎样应对冲突

（1）为自己负责：我们和父母都需要学会相互尊重，尊重彼此的自主意志和选择自由。当然，我们要用行为证明自己确实可以为自己负责，而不是三番五次违背承诺。父母当然也有表达期待的权利，然而，是否要接受这些期待，以及如何来做，由我们自己来思考。

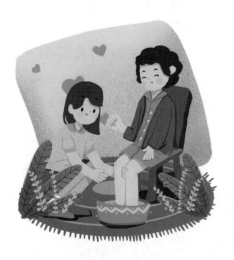

我们要聚焦于"我想做什么、能做什么"，给自己安排一个有目标、有计划的假期，既不是游手好闲、过度享乐，也不受制于父母的逼迫。这里教给大家一句口号，在迷失自我的时候，可以进行积极的自我暗示——"我现在长大了，我可以自己说了算，我为自己负责"。

（2）学会沟通：碰到和父母有分歧的时候，我们要直接表达观点、情绪和需要，而不是用指责和对抗的方式，也并不需要争出一个对错。心理学家马歇尔·卢森堡在《非暴力沟通》中提出了沟通的具体做法：

观察：清晰地表达观察的结果，注意区分描述与评价的区别；

感受：具体地表达自我的感受，注意区分情绪与想法的区别；

需要：在感受与期待之间建立关联，让对方了解我们真正的需要；

请求：提出具体的、正向的，而非抽象的、负向的请求，注意区分请求与命令的区别。

例如，在和父母关于玩手机的分歧中，我们可以表达"对于玩手机，我是有自律和规则的，请您放心"。

（3）用积极的视角看待冲突：一方面，吵架是一种直接释放情绪的方式，它将一直隐藏在内心的愤怒和不满表达出来，在这个过程中，可能完成关系的修复。否则冲突也许会以更加具有破坏性的形式出现，例如冷暴力、伤害自己、离家出走等。

另一方面，当父母表达了他们对我们的强烈情绪和不满后，我们可以尝试着更好地理解父母的需要：希望得到我们的理解、尊重；希望和我们更亲近；希望我们将来过得好；希望我们不会走弯路……

2020年的寒假注定是一个特别的假期，我们有了更多的时间向自己的内心告白，我们也会渐渐明白，最幸福的家庭也混杂着斗争与乐趣。学会如何与父母相处，有助于我们将来能更好地与同事相处、与朋友相处、与爱人相处。

当父母让我厌烦时，我该怎样应对

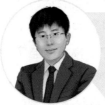

武汉大学心理学系教授、博士生导师
中国心理学会积极心理学专业委员会（筹）主任

喻 丰

> **问题：** 疫情让我在家待着出不了门，我最近特别厌烦我的父母，怎么办？

我想这个问题比较含混和复杂，我们逐步揭开来看。

1. 如果你年龄较小，年龄表现出的价值观差异，在较年轻时差别较大，而会在年长时差异减小，因此厌烦的情绪也许是由于你和父母的价值观差异造成。有时候父母由于无法理解年轻人的行为和思维，还需要你来引导他们，比如前段时间流行的劝父母戴口罩等现象，这会造成父母自尊受损，觉得你长大了，反过来教育他们，其权威何在，从而加剧了代际间的矛盾。

2. 如果你年龄较大，也许你与父母的价值观差异并不大，但是长期分居造成你们之间生活和行为习惯不同，如果短期生活那并无问题，因为有新鲜感，但是被迫长期生活则需要互相适应、互相谦让，这必然造成情绪不适。聚在一起想分开，不在一起想团聚，这种关系中的张力本身就普遍存在。

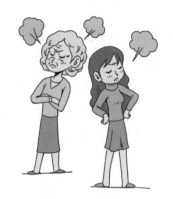

3. 如果你和父母一直如此，也许你对他们的依恋关系本身就存在问题。如果你们互相的依恋关系不安全，你就会在爱他们的同时，也感觉厌烦。他们也一样，开始嫌弃你的一些生活习惯，开始唠叨你的作息问题，而你并不觉得这是合理应当的，又无法和他们进行正常辩论，他们觉得是为你着想，而你觉得这是情感绑架。

我的建议是：

1. 无论如何，你和父母都要进行沟通。沟通本身就是一件相互的事情，所以最好的办法是开诚布公地表达出自己的感受和不满。有人可能会说，我父母不可能和我沟通，我和他们没法沟通。那么你就应该探索他们能够接受的沟通方式，在不伤害他们自尊的前提条件下进行沟通。

2. 不用伤害的方式表达爱。要表达自己对父母的爱，但千万别以"我无所谓，我就是这样，你能拿我怎样"，或者用不良行为故意气父母的方式来表达，更不要用彻底否定和尖锐指责的方式伤害父母的自尊。要坦诚、平和地表达，相信矛盾并不是无解的难题。

3. 划定物理和心理的私人领域。和父母商讨自己的物理和心理空间范围，比如，何时何处是你独立的时间和空间，他们不能私自进入和打扰，何种事情无须他们插嘴干涉，如需要听取父母的建议，你会告诉他们。推心置腹地告诉他们你不喜欢哪些言语和论调，明确彼此的物理与心理边界。

4. 共同唤起美好的回忆。和父母一起劳动，和父母一起翻阅老照片，回忆过往的趣事，讲讲你小时候甚至他们小时候的故事，回忆过去美好的时光，发现生活中原来已经存在但未曾体验的美，进行一些表达性写作，或者当面表达感恩。

小孩子在家待不住，作为妈妈我该怎么办

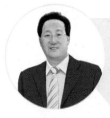

合肥师范学院副院长，教授、博士生导师
教育部高等学校心理学类专业教学指导委员会委员

姚本先

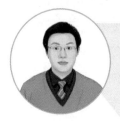

安徽师范大学心理学系主任，副教授
安徽省社会心理学会副会长

王道阳

问题：一天 24 个小时待在 140 平方米的屋里，而且是高层楼房，大人都要崩溃了，孩子的心理又到底会是怎么样的？孩子被楼下邻居投诉太吵，限制他们嬉闹，作为妈妈的我该怎么办？

1. 引导孩子接受现状

当前，新冠肺炎疫情形势严峻，各地均管控民众外出，要求民众居家防护。外出行动长时间受到限制，可能会造成人们暂时的恐慌、焦虑、无助等，这是很自然的情绪反应，不必过分强求自己和孩子保持镇定。压抑情绪，反而会影响后续的抗压能力。引导孩子接受自己有焦虑和恐惧的情绪，接受自己的脆弱，不要否认和故意排斥它们，默念"我确实有些敏感、紧张，不过我可以接受它，做点别的会慢慢好起来的"。

2. 为孩子树立榜样

情绪像病毒一样，也具有传染性，父母要调适好自己的心理状态，在孩子面前更多表现出积极情绪。不要在孩子面前抱怨当前的生活状态，不要把自己的恐慌、焦虑等不良情绪传染给孩子。多一些积极思维，多一些积极暗示，比如，居家隔离正好有大量时间学习、看书，正好可以陪伴孩子。告诉孩子"一定能克服困难""一定能战胜自己""今天又是美好的一天"等。

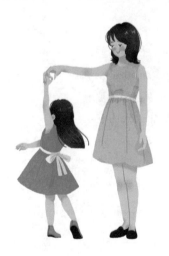

3. 科学认知情绪的产生

同样面对疫情，有些人会感到恐慌、焦虑，有些人则充满抗击疫情的热情。所以，影响我们情绪和行为的不是疫情，而是我们对疫情的信念或态度。这就是情绪的ABC理论。按照心理学家埃利斯提出的情绪ABC理论，事件（A，activating event）只是引发情绪和行为后果（C，consequence）的间接原因，而引起情绪和行为（C）的直接原因则是个体对激发事件（A）的认知和评价而产生的信念（B，belief）。所以，正是由于我们常有的一些不合理的信念才使我们产生情绪困扰。比如，面对突如其来的疫情，有人认为会带来生活物资紧缺，就会对未来担心而产生焦虑，囤积大量生活用品。

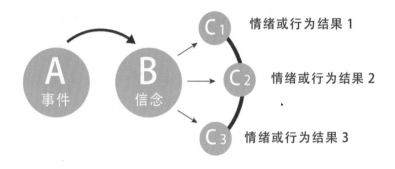

4. 共同管理好情绪出口

面对疫情带来的巨大心理压力，父母需要引导孩子合理转移情绪，释放压力。情绪宣泄的基本原则是不伤害他人和自己。比如，通过向最亲近的人发脾气虽然一时缓解不良情绪，却会给最亲近的人带来伤害。掌握一些合理宣泄的方法，既能宣泄自己和孩子的不良情绪，也不会伤害他人：

转移注意——做些能让自己感觉更好的事情，如看电视、看书、绘画、做手工、听音乐、做家务、与家人聊天等，将注意力转移到能让自己更舒适的活动上。

学会倾诉——给亲朋好友打电话倾诉，相互鼓励，增强信心。把自己的感受告诉家人和朋友，父母也要主动与孩子沟通，帮助孩子说出自己的感受。通过倾诉可以缓解恐慌、焦虑、愤怒等心理应激反应。

适当运动——进行合适的居家体育运动，释放自己的压力和不良情绪，但不能进行剧烈的体育运动影响邻居的休息。专家推荐的居家体育运动有做广播体操、身体拉伸、打羽毛球或乒乓球等。

如何解决家庭关系紧张问题

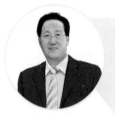

合肥师范学院副院长，教授、博士生导师
教育部高等学校心理学类专业教学指导委员
会委员

姚本先

问题：有学生长时间居家，和父母之间产生矛盾，引起家庭关系紧张，这个问题该如何解决？

1. 父母要认识到与孩子长时间居家，家庭关系可能变得紧张有着客观原因。因为长时间居家，一方面让父母与孩子有了充裕的沟通和交流时间，另一方面也可能让父母与孩子之间的矛盾增多，引起家庭关系紧张。父母与孩子的人际距离缩短，生活空间交集增多，这都是引发人际关系紧张的客观原因。在可能的情况下，尽可能保持家庭成员有各自生活的空间，合理安排家庭成员的居家生活和学习时间。

2. 父母和孩子要成为抗击疫情的情感支持共同体，而不要成为情绪宣泄的对象。因为疫情的突然暴发，每个人都可能出现恐慌、不安、孤独、无助、压抑、抑郁、悲观、愤怒、紧张等心理应激反应。当人们出现心理应激反应时，应当采取积极应对方式，比如向亲人倾诉，而不是采取对亲人发脾气等消极应对方式。如果孩子出现愤怒、无助、烦躁等消极情绪，父母也要充分理解孩子，通过转移注意力、积极暗示等方式帮助孩子。

3. 父母要尽可能减少孩子外出，但不要切断孩子与外界的联系。鼓励孩子积极通过电话或网络与同学、亲朋好友联络，诉说在抗击疫情中的心理感受，共同分享在抗击疫情中的收获，相互提供抗击疫情的心理支持。

4. 父母要与学校和老师保持沟通，共同安排好孩子的生活和学习。即使居家也要保持正常的生活节奏，保证孩子的有效睡眠时间和正常饮食，提高身体免疫力，控制孩子每天接收疫情信息的时间，减少信息超载带来的心理负担。家长还要与学校和老师保持沟通，共同安排好孩子的生活和学习，但不要强制安排孩子

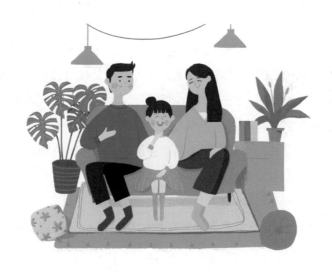

的生活和学习，要尊重孩子合理的意见和建议。家长应积极通过网络等技术手段保持孩子生活和学习的连续性，让孩子逐渐适应居家生活和学习的状态。

5. 父母也要调适好自己的心理状态，在孩子面前更多表现出积极情绪。情绪像病毒一样，也具有传染性，不要在孩子面前抱怨当前的生活状态，不要把自己的恐慌、焦虑等不良情绪传染给孩子。多一些积极思维，多一些积极暗示。居家隔离，正好有大量时间学习、看书，正好可以陪伴孩子。

值得注意的是，如果父母觉得与孩子关系很紧张，自己无法应对，也可以寻求专业机构和专业人员的帮助，可拨打心理援助热线或进行线上心理咨询。

和家人发生冲突时，如何控制情绪

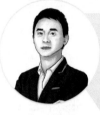

北京大学心理与认知科学学院副教授、博士生导师
中国心理学会老年心理学专业委员会委员
中国精神卫生协会老年心理健康专业委员会委员

张 昕

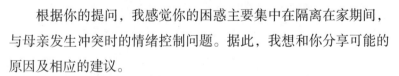

问题： 老是莫名其妙不想和我妈妈说话，她说的话我都不喜欢，会时不时怼她一句。我俩一星期没说话啦，她跟我说一句话，我如果态度很好地回答她，她会很开心。我不知道怎么控制我的情绪。希望您能为我解答一下，给我提个建议，谢谢。

　　根据你的提问，我感觉你的困惑主要集中在隔离在家期间，与母亲发生冲突时的情绪控制问题。据此，我想和你分享可能的原因及相应的建议。

　　当前新冠肺炎疫情尚未结束，在这样的应激状态下，我们的情绪确实会出现和平常不同的状况。容易发脾气就是其中之一，在疫情这样巨大的压力下，我们容易成为"沾火就着"的"火药桶"。此外，我们还可能会出现焦虑、抑郁等心理困扰。应该如何进行调节和控制呢？

1. 要接纳自己的情绪。无论是焦虑还是抑郁，从进化的角度讲都是有其价值的。正因为有这些情绪，我们才可以保持警觉，远离致命的伤害。因此，只有接纳自己在遭遇危险时的种种情绪，与其和平共处，进而进行适当的调节，才能做到控制情绪。倘若你把所有的负面情绪都视为洪水猛兽，又无能为力，可能反而又增加了另一重担忧和压力。

2. 掌握一些情绪调节的策略。根据詹姆斯·格罗斯提出的情绪调节模型，我们可以采用以下几种策略来调节自己的情绪：注意转移、认知重评和反应调整。

（1）注意转移，指的是把自己的注意力从原先让人感到压力大的事件上转移开，关注那些让人感到积极的事件。例如，每天看到那么多关于疫情的负面报道，感觉很不好，这时刷一刷抖音，看看搞笑视频，可能对于情绪调节有好处。此外，正念训练也是非常好的一个调节情绪的方法。

（2）认知重评，指的是对那些引发你负面情绪的事件做新的解读。例如：看到自己的妈妈就烦，或者听到她来管我就来气。这个时候，如果你换个角度来想这个问题——她来管我可能是为我好，或者说可能我的一些行为她还不能理解，跟她说清楚就没事了。这样的一种认知重评，可以在很大程度上降低你的负面情绪，也不容易"一点就炸"了。

（3）反应调整，指的是如何把自己的负面情绪表达出来。你可以选择表达或是不表达。心理学研究表明，适度的情绪宣泄（即有了情绪要表达）是很有必要的，否则憋在心里更容易出问题。但是这里我们强调表达适度，且以一种正确的形式表达。可以是对着窗外吼两嗓子、在网络上发发牢骚之类的，但不建议在情绪激动时直接和自己的父母起正面冲突。

除上述方法之外，坚持锻炼也是很好的调节方法。一方面锻炼是一种转移注意力的方法，让你不那么关注压力源；另一方面锻炼可以促进体内内啡肽的分泌，这种垂体分泌的激素，可以使人产生欣快感，提升积极情绪，对抗由压力导致的消极情绪。

当然，如果最后还是觉得很难和父母相处，不如互相放个假，提醒自己也告诉父母，在精神上给彼此留出空间——允许孩子待在自己的小房间里"半天不知道在干吗"，允许伴侣、家人"好不容易待在家里也不说会儿话"。家庭互动有张有弛，才能长治久安，否则在这种自我封闭、快要憋出病的情绪下，相看两生厌、摩擦起矛盾的概率就会更大。

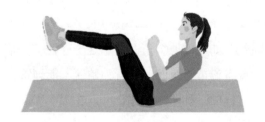

非常时期减少家庭冲突的诀窍

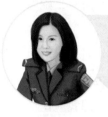

中国人民公安大学犯罪心理学博士
北京航空航天大学积极心理体验中心讲师

孙锦露

> **问题：** 我以前工作很忙，朋友交往也比较多，妻子总是抱怨我在家的时间太少。现在由于受新冠肺炎疫情的影响，我们有许多时间待在家里。可是我在家时间多了，妻子并没有因此高兴起来，反而抱怨更多。看电视的时候，两个人要抢频道；做家务呢，又嫌我做得不好。我一赌气，把地盘都让给她，自己上网打游戏，她却说我不理她。我该怎么办呢？

处理夫妻关系可是一门大学问，不下功夫琢磨，很难做得恰到好处。爱人之间的关系，离得太远感觉不够亲密，离得太近了又觉得有束缚感，所以要保持合适的距离。在心理学上，我们把这种对人际距离的需要称为"心理空间"。你以前很少在家待着，这样你妻子在家里的自由度就比较大，时间长了，她也就习惯了较大的心理空间。现在你的工作方式骤然改变，有许多时间跟她待在一起，以前一个人独享的空间，现在要由两个人来分享，必定会造成一些冲突。就像你说的那样，你要看这个电视节目，她却喜欢那个节目。你既然已经闯入了她的心理空间，就得忍受她的挑剔和教训，结果你逃避，自己上网打游戏，她当然不能接受。

所以要想两个人在家相安无事，就要互相给对方留出一定的心理空间。你们可以商量一下，尽量将每个人最想看的电视节目错开，这个时间你让我看最喜欢的节目，别的时间我就让给你。由于以前一直是妻子包揽了大部分家务劳动，所以做家务时你应该多问她，应该怎么做，东西都放在哪里，等等。宅在家里也别总在房间里窝着不动，可以经常走一走动一动，自己散心的同时，也给家人留一些自由的空间。

这个时期，尽量不要跟妻子吵架，也不能因为不高兴而冷落她。因为新冠肺炎疫情的缘故，每个家庭都增加了大量消毒和清洁的劳动，再加上不能外出就餐，每顿饭都在家里做，更加重了负担，而这些家务劳动大多落在了家庭主妇身上。因此，妻子的心情不好也没什么可奇怪的。如果你们家的情况是这样的话，你要多体谅妻子的辛苦，尽可能帮她减轻家务劳动负担，让她沉闷的心情得到放松。

最后，和妻子一起寻找一个合适的交流方式。你的妻子表面上看起来对你很有意见，怎么看你都不顺眼，似乎对你有很多的指责和抱怨，但其实她在内心是很需要你的，她不能够直接表达诉求，而是通过和你打打闹闹的方式，来建立情感的连接，于

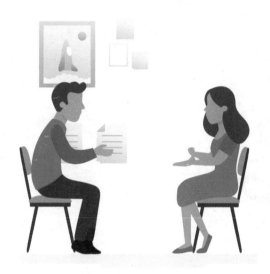

是，当你把地盘都让给她，跑得很远，她反而不能忍受，觉得被你冷落。因此，两个人要商量好，相约看一些共同喜爱的影视剧，做一些彼此都愿意参与的室内活动，两个人经常聊聊天，谈谈心，化解积压在内心的愤怒和敌意。

理性与信任，让爱的期待更美

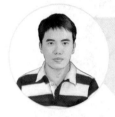

兴义民族师范学院教育科学学院教授
贵州省心理学会会长

张　翔

问题：我是一名老师，原本定的 2 月 15 日的婚礼被推迟了，现在感觉女朋友对我越来越疏远了，不知该如何与她沟通。

突如其来的新冠肺炎疫情打乱了人们的工作、生活和学习节奏，我们的一些计划和安排不得不进行调整。这次疫情造成的影响巨大，没有人能够提前预料到。为控制疫情的蔓延和扩散，武汉及周边的城市先后封城，湖北人民、武汉人民为此做出了巨大的牺牲。

心理学的研究表明，受到更好教育或者善于思辨的人更容易接受理性的分析。我们可以客观分析婚礼推迟背后的原因，和对方理性沟通：这是一场没有旁观者的战争，严峻而又残酷，需要全民上下一心、齐心协力，全力配合打赢疫情防控攻坚战。我们应当积极响应疫情期间"不串门、不聚会、不聚餐"的号召，将婚礼延期举行。结婚的好日子不止一天，婚礼虽延期，但爱情和幸福并不延期。

1. 彼此尊重，相互信任

面对疫情，情侣之间应该相互理解、相互尊重、相互支持，共同应对疫情带来的生活变化。我们处在疫情的压力情境之中，可能会在情绪、思维、生理、行为上出现各种问题，比如难以集中注意力、焦虑、自责，出现睡眠障碍、吵闹、抱怨等问题。这时，来自于情侣之间的心理支持对于缓解压力就非常重要，彼此尊重，时常给对方一些鼓励，或告诉对方：你希望得到她的支持，让她做你背后的力量。

信任是影响沟通可信性的一个重要因素，情侣之间的相互信任是双方携手渡过难关的基础。我们可以及时分享个人的感受与想法，将调整工作与生活的计划告诉对方；双方一起计划疫情结束之后要做的事情，对未来充满希望；加强个人承诺，表达自己对婚姻的坚定立场和态度，减少对方因不确定性而带来的焦虑。

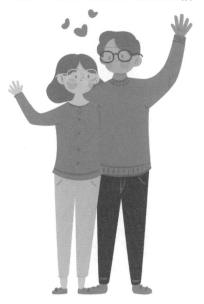

2. 巧用情感，加强沟通

好心情通常可以增强沟

通效果和说服力，这是心理学上的"好心情效应"。当人们有好心情的时候，他们会透过"玫瑰色的眼镜"来看待这个世界，有利于进行积极的思考。因此，如果你打算就某个观点与对方沟通时，最好先设法使她有一个好心情，然后她才可能不假思索就对你的观点产生好感。

当然，你也可以利用反面典型案例，以唤起恐惧心理的方式增强沟通的效果，例如在哈尔滨市63例确诊病例中，聚集性疫情发病37人，占总发病人数的58.7%，这足以证明聚会、聚餐和密切接触是病毒的重要传播途径。因此，推迟婚礼非常必要，待到战胜疫情时，你们再与大家共同庆祝这一美好时刻的到来吧。

如何应对疫情期间的异地恋问题

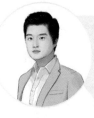

清华大学社会科学学院心理学系助理教授、博士生导师
清华大学幸福科技实验室研究员

王　非

问题：男朋友在上海，我在重庆，他一直想过来找我，但是由于疫情，现在小区是封锁状态，我出不去，他进不来。我也告诉他现在疫情严重，坐车不安全，但是他说他控制不住想来见我。我该怎么办？

从你的描述来看，你和男朋友平时感情应该不错，因为疫情的原因，从平时的卿卿我我、相亲相爱，变成现在的相隔千里、无法见面，这种状况确实很折磨人，你男朋友有这样的反应，也是完全可以理解的。

对于这种情况，我的建议是：首先，在防控隔离解除之前，还是要坚决地劝阻他不要来找你，毕竟这可能对双方的健康构成威胁，也会给疫情防控工作造成不必要的负担；其次，在这段不得不经历的异地恋中，你可以有意识地采取一些策略，积极主动地维护你们的关系。

下面是一些可以帮助你们渡过难关的有效策略：

1. 保持积极状态：调整好自己的状态，尽量用积极乐观的状态与对方进行互动。

2. 敞开心扉：有什么情绪或者想法，不要藏着掖着，要积极主动地沟通。在分处异地的情况下这一点尤为重要，因为距离会让体察彼此的情绪更加困难，藏着不说更容易让对方多心。

3. 保证关系：异地恋的一大挑战是，交流方式的障碍导致双方更容易产生不安全感，担心对方抛弃自己，因此更需要时常强调你对于对方的感情，以打消对方的疑虑，给他安全感。

4. 共享圈子：除了两个人的相处，也可以挖掘你们共享的关系圈子，比如共同的朋友圈，适当参与共同圈子的集体活动（当然现在只能是线上的），这些共享的关系有助于你们维护和促进关系。

5. 给出建议：对于对方在工作、生活中遇到的问题，可以多加关心，多讨论和给出建议，这既可以给对方现实的帮助，也体现了你对对方的关心。

6. 管理冲突：无论怎样，关系中的冲突总是难以避免的。当冲突发生时，尽量控制自己的情绪，耐心去尝试理解对方的想法，不要轻易评判对方，如果确实是自己错了，那么坦诚地道歉。无论是不是异地恋，对于冲突的处理都很关键。

7. 一起做事：除了日常的交流外，一起做某件事对于异地恋的维护也很重要，可以给双方一个共同目标，在追求目标的过程中拉近彼此的关系。在这方面，现在的异地恋情侣比起十年前其实已经幸福了许多，因为随着网络科技的发达，异地情侣一起做事的选择也更多了，除了视频通话之外，一起打游戏，一起看电影，甚至一起上网课学习，都可以成为你们的常规活动。

有意识地运用以上这七条策略，可以帮助你们维系住异地恋期间的感情。不管怎样，疫情时期的爱情对情侣双方都是一种磨炼。如果能够经受住考验，当一切回归正常之后，这段经历也将成为你们难忘的一段共同记忆。加油！

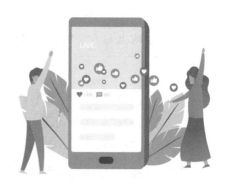

不想只在手机电脑上
与人交流，怎么办

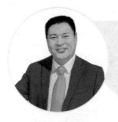

闽南师范大学教育科学学院院长、心理学教授、硕士生导师

陈顺森

> **问题：** 假期里见不到同学，不想在手机、电脑上与人交流，怎么办？

这个问题反映了学生对人际交往的重视和渴望，是人的社会性的强烈表达。这个问题实质上是心理的一种趋避冲突。只要是正常的人都想与他人互动、建立联系，然而因为新型冠状病毒肆虐，疫情防控形势暂时限制了我们社会性的需求。原本许多同学都会利用热热闹闹的春节、寒假走亲访友、跟同学聚会，而今都一律取消了。如何应对当前这种总想走出家门的冲动呢？

1. 理性面对明趋避

疫情无情人有情！疫情严峻，人们社会交往的快乐因看不见、摸不着的病毒变成了人际交往的恐慌，只能困守家中，这种不适应是必然的。不仅是乐群爱交往的人，就连平时爱宅在家里的人也渴望能走出去透透气，与同学朋友见见面、逛逛街、一起吃个小吃、聊些轻松的闲话，这就是同龄人自由平等友情的魅力所在。居家战"疫"就把这种人际交往的快乐挡住了，这是几乎所有人都感受到的不适应、困扰。

然而，要战胜疫情，打赢这场人民战争，就需要所有人的理性参与。在轻重缓急的权衡下，两害相较取其轻，相对于病毒可能造成的生命安全威胁，困守家中而不能与同学、朋友相见的不满显然没有那么迫切。如果是真正的朋友，不会因为一个寒假未能见面而疏远，反而彼此更加牵挂。面对无情的疫情，权衡利弊之后获得理性认知，趋避冲突自然有了结论。其实每年的寒暑假，都是人际交往需要的延迟满足，所以朋友相聚时总会有说不完的话。

2. 寄情于物真感情

人的情感需要表达。面对面言语交流是最直接的表情达意途径，同时具有人际互动心理场的特殊作用，这也正是我们渴望彼此相见的缘由。但是表达的途径除了言语，还有非言语的方式，而且，如果没有非言语信息的参与，言语表达情感的效力就会大幅度降低。

寄情于物是我们的文化中常见的表达情感的方式。比如过年时长辈会给晚辈压岁钱，不论多少都包含着长辈的关爱之情。还有许多节日，我们通常也都会借助一份礼物来象征性地表达自己无法言说的心理。

在居家战"疫"无法面对面交流时，便捷的网络、现代通信工具提供了人际交流互动的平台，这个特殊假期，微信、QQ等聊天工具非常活跃。当然，如果不想用手机、电脑与人交流，也可以通过手写书信，将自己对亲朋好友的情感写下来，等到开学了再寄给对方。在我们已经习惯于快捷交流的当下，写信是一种很好的增进情感的慢生活方式。笔底风云，在时快时慢的笔端和涂涂改改的文字中流淌的是人际间的深情。我们还可以利用家中现有的物品，用心制作一些小礼物、小贺卡，虽然不值什么钱，却寄托了满满的情感、深深的祝福。

3. 珍惜家庭共生情

人际关系既包括了与同伴朋辈之间的关系，还有更重要的亲子关系、家庭关系。人与人相遇是缘分所致，与社会中其他原本没有关系的人相遇，恰好成为同学、伙伴、好朋友，我们定当珍惜。而家庭就更是一种无法言说的联结了。父母和孩子在同一个屋檐下生活，这种物理与心理上的共生感是家庭幸福的基础。

时下许多呼声要求家长重视家庭教育，似乎亲子关系的好坏是由父母决定的。殊不知任何人际关系都是双方互动的结果，同学、朋友如此，家庭关系也是如此。从小到大，大部分人是在家长养护、教育下成长，被动地对父母施加的教育予以反应，却极少能主动为父母做些什么，也没有为增强家庭共生感谋划，更少反向施加对父母的教育。

当下战"疫"正酣，社会交往迫不得已减少，但家人间的互动却增加了。一家人如果能一起读一本书，或许会更珍惜当下一家人朝夕与共的时光。听长辈叙说他们的人生故事，感受他们经历种种艰辛而来的认知、情感、行动；听父母数落自己孩童时的顽皮逗趣故事；与长辈分享自己在外求学的种种见闻、快乐或是烦恼；与家人玩游戏，打牌、下棋、唱歌，都可以增强家庭的人情味。这些都能增加家人彼此间的理解，增强家庭凝聚力，增进家庭共生情。

　　既然在家，那就对共同生活在一个屋檐下共度一段短暂时光的家人更加温柔体贴吧。

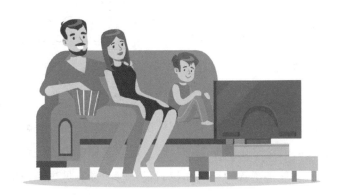

如何解决交往不适应性问题

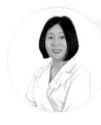

辽宁师范大学心理学院副院长，教授、博士生导师

刘 文

问题：我担心长时间居家会导致害怕接触其他人，请问这种交往不适应性该如何解决？

1. 要以积极的态度应对

我们应该认识到，每个人在环境改变后都需要一些时间来适应新的环境，这是正常的心理状态。适应过程中出现一些情绪或行为上的混乱是正常的，例如我们很长时间没有见到一个朋友，见面打招呼时大家似乎都有些紧张和生疏，经过一个适应过程，慢慢地大家交谈起来就自然啦。所以我们要从正面的角度去解释与调适自己的心理与行为。

2. 科学认识疫情

我们要避免因隔离病毒，带来隔离的心态。我们对疫情的控制情况要有科学理性的认识，要全面了解病毒肆意传播、科学隔离、疫情控制、疫情解除的过程，从而控制自己因病毒而带来的恐惧心理。一定要通过官方的媒体和公众号、官方微博等来了解科学的知识。

3. 建立缓冲期

居家时，可以定期与同学和老师进行视频聊天。在长期居家隔离结束前，亲人和熟人之间应该适当增加接触，以提前适应人际接触的情况。在复学后，应该按照学校防控疫情的规定，保持交往的距离，只在学习场合与他人接触，进而开展一些社团活动。当自身的害怕情绪渐渐缓解后，就会恢复到正常的人际交往活动，适应正常的学习和生活。

4. 理解气质的个体差异

每个人的气质类型不同，对同一事件会产生不同的反应。气质是我们每个人与生俱来的，俗话说，"江山易改，禀性难移"。尤其是在重大突发事件发生时，每个人的行为表现就是其气质的典型特点。社会抑制性高（害羞、内向）的个体对于突发事件适应的时间比非抑制性的个体

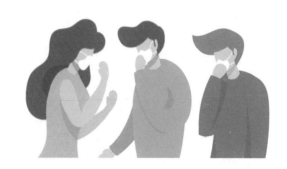

要慢，所以正确认识自己的气质特点，也可以很好地调整自己。社会抑制性高（害羞、内向）的个体，原本就有些不擅长人际交往，就需要给自己一段时间，在疫情结束后，参加一些不是很突显自己的团体活动，调整自己的心态。而非抑制性的个体，可能适应得就比较快了。无论你是哪种气质类型，都要先接纳自己，然后针对自己的特点进行调节。不管是自己还是他人有慢适应的问题，我们都要理解。

5. 有效沟通，适当求助

适当地向同学、老师表达自己的害怕、担忧情绪，以缓解自身的情绪并向他人传达自己真实的想法，增加人际信任感。如果不适情况过于严重，应该及时向辅导员、学校心理咨询中心、心理援助热线等寻求帮助。

如何缓解对手机使用的焦虑

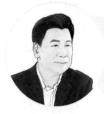

教育部应对新冠肺炎疫情工作领导小组办公室主任
北京大学心理学教授、博士生导师

王登峰

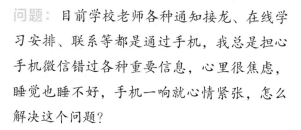

问题：目前学校老师各种通知接龙、在线学习安排、联系等都是通过手机，我总是担心手机微信错过各种重要信息，心里很焦虑，睡觉也睡不好，手机一响就心情紧张，怎么解决这个问题？

——宅在家里就是参加抗击疫情的战斗
——就是保护自己
——就是关爱他人

这是目前每一位"在家战斗"的同学都要首先认识到的。我们能够踏实在家，就是很不容易的事情了。只需要我们付出一些努力，我们就能做到安心宅家，就是好样的！同时，再通过手机

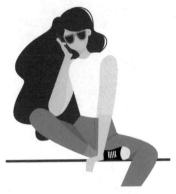

联系，了解学校和老师的安排，力所能及地参加在线学习，就是超额完成任务了！所以，把在线学习当成第二位的任务，是保持当前良好心态、战胜疫情的健康态度。

使用手机应区分主动使用和被动使用。造成你"手机一响就紧张"的根本原因，是你被动使用手机，而且没有安排好时间造成的。

所谓被动使用手机，就是你只是通过手机被动接收信息，接收学校、老师的各种通知和学习安排。由于这些信息直接影响到你每天的作息和活动，所以你会"唯恐错过各种重要信息"。这时需要用以下三步，化被动为主动：

1. 对你认为的重要信息进行内容和时间节点归类。目前可以直接"指挥"你的重要信息，从内容上看就是学校的通知、学习安排等，这些信息一般会在晚上7至8点，或早上9至10点发送（特殊信息可能随时发送）。其他信息就可作为普通信息，由你主动处理即可。

2. 每天在固定的时段收集重要信息，并据此安排自己一天的活动，其他时段几乎可以忽略所有信息，只根据自己的喜好主动处理。

3. 在处理完每天固定时段的重要信息后，在一天的其他所有时段都主动使用手机。即按照自己的喜好从手机中获取所需信息，与同学、亲友联系等。主动使用手机，就不必在乎手机什么时候响，你甚至可以把它调成静音，只有在你想用的时候才拿起它。

其实，我们绝大多数情况下都是在主动使用手机，包括"过分"使用手机，它已经成为我们生活的一部分，甚至"操控"了我们的生活和思想。有些时候，"怕错过重要信息"，只是我们离不开手机的借口而已。

希望大家做自己手机的"主人"，主动使用它，让手机为我所用！

希望大家不要做手机的"奴隶"，被其掌控！